PRENEZ SOIN DE VOS JAMBES

Du même auteur

Guide pratique des prescriptions de rééducation, Éd. VG, 1995.
Références médicales opposables, Éd. VG, 1997.
La Maladie veineuse, Éd. Estem, 1999.
Artériopathie des membres inférieurs, Éd. Estem, 2000.
Guide santé et beauté de vos jambes, Éd. du Dauphin, 2007.
Jambes légères, Éd. Marabout, 2008.
Le Régime de vos artères, Éd. Marabout, 2009.
Histoire de la phlébologie, Éd. VG, 2011.
Les Lasers vasculaires, collectif, Éd. VG, 2011.
30 jours pour avoir de belles jambes, Éd. VG, 2012.
Guide pratique de la thrombose veineuse des membres inférieurs, Éd. VG, 2012.
Médecins, un serment et des vies (collectif), Éd. Prat, 2012.
Protégez votre système cardiovasculaire, Éd. Marabout poche, 2013.
Quatre programmes pour jambes légères, Éd. Marabout, 2014.
Guide des certificats et autres écrits médicaux (coécrit avec le Dr Philippe Garat), Éd. Med-Line, 2016.
30 jours pour avoir de belles jambes (édition réactualisée), Éd. In Press, 2017.
Mon Régime anti-rétention d'eau, Programme d'attaque en 14 jours, Éd. In Press, 2018.
Guide pratique de la maladie veineuse thromboembolique (préface du Pr Ismail Elalamy), Éd. Med-Line, 2019.

DOCTEUR ARIEL TOLEDANO

PRENEZ SOIN DE VOS JAMBES

LES ÉDITIONS DU CERF

www.editionsducerf.fr
24, rue des Tanneries
75013 Paris

ISBN : 978-2-204-15042-2

À mes patientes et patients

Parvenir à découvrir ce que les corps cachent pour tendre vers l'harmonie.

ARIEL TOLEDANO, *Le Livre de l'Harmonie*

Introduction

> Toute personne, dit Martin Buber[1], est un *Je* en attente d'un *Tu*. Et soigner – prendre soin – c'est peut-être, avant tout, permettre à la personne de se réinscrire dans cette relation à l'autre, à la fois en tant que *Je*, en tant que *Tu*, et en tant que partie de *Nous*[2].
>
> JEAN-CLAUDE AMEISEN

> Les jambes des femmes sont des compas qui arpentent le globe terrestre en tous sens, lui donnant son équilibre et son harmonie.
>
> FRANÇOIS TRUFFAUT,
> *L'homme qui aimait les femmes*

« Prendre soin » – voilà une expression devenue bien familière depuis l'irruption de la pandémie de Covid-19. Prendre soin de soi, de son corps, de sa famille, de ses proches, de son entourage. Mais, pour le soignant, que signifie prendre soin d'autrui ? C'est apporter des réponses aux besoins vitaux des individus. Celles-ci doivent être fondées sur des expériences multiples ; autrement dit, sur une approche globale du soin, dans

1. Martin BUBER, *Je et Tu*, Paris, Aubier, 2012.
2. *Les classiques du soin*, sous la direction de C. LEFÈVE, L. BENAROYO et F. WORMS, Paris, PUF, 2015.

laquelle la démarche thérapeutique n'est jamais exclusivement technique. Elle permet au patient de retrouver son bien-être, son autonomie et sa place au sein de la société. Cette conception du soin est très inspirée des théories du *care* développées outre-Atlantique[1] au siècle dernier, mais aussi par un groupe de philosophes français[2] plus récemment. J'ai tenu à mettre en exergue des citations de certains d'entre eux, comme celles d'autres philosophes, au début de chaque chapitre : une manière de rappeler que la médecine se doit de s'ouvrir à d'autres champs que celui de l'objectivation exclusive de la science.

Certes, il s'agit d'un ouvrage orienté sur la santé et la beauté des jambes. Mais il n'est absolument pas question de dénigrer une gêne d'une région quelconque du corps, qu'elles qu'en soient l'origine et la motivation. Le soin procède avant tout du même souci, celui d'orienter les individus vers la notion d'unité, une façon de tendre vers l'équilibre, vers l'harmonie. Rappelons en effet que les jambes participent grandement à cet équilibre physique du corps. Ainsi, je rencontre

1. Les théories du *care* trouvent leur origine principalement dans les écrits de deux philosophes américaines, Carol Gilligan et Joan Tronto. Voir C. GILLIGAN, *In a different voice*, Harvard University Press, 1982, paru en France sous le titre *Une Voix différente. Pour une éthique du care*, Paris, Flammarion, « Champs Essais », 2008, et J. TRONTO, *Un Monde vulnérable. Pour une politique du care*, Paris, Éd. La Découverte, 2009.

2. F. BRUGÈRE, G. LE BLANC, V. PIRARD, F. WORMS, N. ZACCAÏ-REYNERS, « Les nouvelles figures du soin », *Revue Esprit*, janvier 2006.

régulièrement, dans mon activité de soignant, de nombreuses personnes préoccupées par l'aspect et la santé de leurs jambes. Elles préféreraient qu'elles soient plus fines, plus musclées, et surtout sans défauts apparents, c'est-à-dire sans taches, cicatrices, hématomes ou toutes formes de veines visibles. Elles se plaignent de douleurs, de lourdeurs, de gonflements qui influent grandement sur leur quotidien. Je me souviens d'une patiente très âgée qui m'avait dit au cours d'une consultation : « Docteur, j'accepte volontiers mes rides sur le visage, mais je ne supporte pas l'idée d'avoir des varices. » Cette remarque exprimée sur un ton humoristique est loin d'être la règle, car il est bien plus fréquent de constater que l'on prend soin de son visage plutôt que de ses jambes.

Cette partie du corps est en effet la grande oubliée des soins, en général : faute de temps, les jambes sont souvent délaissées. Elles sont rarement hydratées et massées, et ne bénéficient que de très peu de soins quotidiens. Ce désintérêt ne se limite pas à des conséquences exclusivement esthétiques. Il mènera, à moyen ou à long terme, à l'éclosion de problèmes médicaux. Prenons le cas de l'insuffisance veineuse superficielle, qui touche 17 millions de Français, soit près d'une personne sur trois[1]. Si les premiers signes visibles de cette affection ne sont pas dépistés suffisamment tôt, les

1. Résultats de l'enquête intitulée « Les Français et leurs jambes » de l'IFOP à la demande du laboratoire Sigvaris réalisée en 2020. De même, on compte 65 millions de patients affectés, dont 6 millions atteints de formes graves, aux États-Unis.

choses évolueront inexorablement en l'absence de prise en charge adéquate, d'autant que l'incidence de la maladie veineuse augmente avec l'âge. Si 20 % de la population âgée de 20 ans présente des problèmes veineux, à 70 ans, ce taux monte à 70 %. De plus, une enquête de l'IFOP[1] réalisée en 2020 à la demande du laboratoire Sigvaris conclut que l'insuffisance veineuse entraîne de nombreuses répercussions concrètes sur la qualité de vie. Un tiers des malades présentent des troubles du sommeil, 44 % décrivent une fatigue intense et 40 % se déclarent incommodés au travail ou dans leurs activités quotidiennes. Ce retentissement fonctionnel risque de s'aggraver et les troubles vasculaires peuvent devenir plus conséquents. La santé est un atout et un privilège qu'il faut savoir préserver par des mesures préventives et curatives. On comprend qu'avoir de belles jambes n'est pas qu'un objectif esthétique, c'est aussi le reflet de jambes en bonne santé. À travers ce nouvel ouvrage, je souhaite vous apporter les conseils que je prodigue à mes patients et patientes depuis de nombreuses années. Vous saurez ainsi comment appréhender les douleurs et autres soucis touchant les jambes, et tout ce qu'il est possible de mettre en pratique pour vous aider à en prendre soin.

1. Enquête intitulée : « Les Français et leurs jambes – L'insuffisance veineuse, au-delà de l'esthétique » : https://www.ifop.com/publication/les-francais-et-leurs-jambes-linsuffisance-veineuse-au-dela-de-lesthetique/

Un peu d'histoire...

Les problèmes de santé liés aux jambes sont en grande partie dus au dysfonctionnement de la circulation. Prendre soin de ses jambes, c'est d'abord être conscient que l'état du système circulatoire ne peut être limité à une région anatomique, mais qu'il s'appréhende au contraire à travers une approche holistique. On a trop souvent tendance, aujourd'hui, à compartimenter le corps, alors qu'il forme un tout, et que chaque organe ne peut être perçu de manière isolée.

Ainsi, bien des maladies ont été considérées à tort comme extravasculaires, c'est-à-dire sans rapport avec la circulation, alors qu'elles se sont avérées en lien avec le système vasculaire dans leurs processus évolutifs. Le cancer, un des fléaux de nos sociétés modernes, est une maladie provoquée par la transformation de cellules qui deviennent anormales et prolifèrent de façon excessive. Mais le développement de ces cellules est associé à la production de vaisseaux qui les nourrissent et propagent la maladie vers de nouveaux territoires. Plus récemment, l'analyse précise des complications liées à l'infection du Sars-Cov-2, à l'origine de l'épidémie de Covid-19, a permis de prendre conscience qu'il ne s'agissait pas d'une simple maladie infectieuse respiratoire, mais bien d'une affection vasculaire qui favorisait des thromboses au niveau des organes touchés. Ainsi, à travers ces deux exemples, on comprend que prendre soin de sa circulation est un gage d'une bonne santé générale du corps. Il s'agit là d'un objectif en soi, qui commence par la compréhension du fonctionnement de la circulation et permet de mieux saisir les mesures nécessaires à la préservation de l'état de santé des jambes.

Du fait de l'emprise de l'Église sur la science, il a fallu plusieurs siècles en Europe pour mettre au jour les concepts liés à la circulation. Démystifier le corps, et principalement la circulation sanguine, était perçu comme un sacrilège, en référence probable au passage de la Bible affirmant que l'âme humaine réside dans le sang[1]. Ainsi, le schéma actuel de la circulation sanguine est hérité des travaux de recherches de penseurs libres qui ont su braver les interdits religieux au service de la connaissance et du savoir.

Le terme « circulation » évoque un cycle, celui du sang dans l'organisme, rythmé par une pompe cardiaque. Il est éjecté du ventricule gauche vers les artères, et revient à l'oreillette droite par le système veineux. Ce premier circuit forme ce qu'on appelle la grande circulation, qui alimente les organes en les enrichissant en oxygène et en nutriments. Le second circuit est celui de la circulation pulmonaire. On l'appelle également la petite circulation. Le sang appauvri en oxygène passe de l'oreillette droite au ventricule droit, puis est véhiculé par les artères pulmonaires dans

1. Deutéronome 12,23.

les poumons. C'est au contact des alvéoles pulmonaires que le sang s'enrichit en oxygène et s'épure en gaz carbonique. Il retourne ensuite vers le cœur via l'oreillette gauche, et le cycle reprend de manière continue. Il n'a pas été simple d'arriver à cette description, car il a fallu attendre le XVIIe siècle en Occident pour qu'elle soit reconnue par l'ensemble de la communauté médicale. D'autres écoles de médecine en Orient en avaient déjà dessiné les grandes lignes au XIIe siècle, mais leurs écrits ne nous sont parvenus que plusieurs siècles plus tard.

L'histoire de la circulation sanguine est aussi celle de la circulation des idées confrontées aux difficultés générées par l'emprise dogmatique de l'Église jusqu'à la Renaissance. Comment la circulation était-elle perçue au cours de l'Antiquité ? Ni les Égyptiens, ni les Grecs ni les Romains n'établissaient de lien entre le cœur et le sang comme vecteur de la circulation. Ainsi, pour Hippocrate[1], le sang est produit par le foie et est transporté exclusivement dans les veines. Les artères, quant à elles, contiennent de l'air qu'il appelle *pneuma*. Hippocrate aboutit en effet à de telles affirmations en disséquant des cadavres d'animaux et en constatant que les artères sont vides mais, à l'inverse, que les veines

1. Hippocrate (460-370 av. J.-C.), est considéré comme le père de la médecine. Il a fondé une école de médecine sous le double signe du rationalisme et de l'observation qui aborde le corps humain en s'affranchissant de toutes considérations religieuses ou magiques. Il a ainsi institué la médecine au rang de profession, la distinguant de toute forme de guérisseurs ou de charlatanisme.

sont toujours gonflées de sang, en particulier celles qui entrent et sortent du foie.

Plusieurs siècles plus tard, Galien[1], considéré comme le dernier grand médecin de l'Antiquité gréco-romaine, affirme, tout en étant très fidèle aux écrits hippocratiques sur bien d'autres points, que les artères et les veines contiennent du sang, mais que la composition diffère dans chacun des vaisseaux. Il se serait appuyé à la fois sur la raison et l'expérience qu'il appelle « ses deux jambes[2] », en donnant la priorité à l'observation anatomique. Mais l'ensemble de son travail expérimental s'est fait sur des animaux, à cause de l'interdiction édictée par l'Église de pratiquer des dissections sur des cadavres humains. Les transpositions de ses observations animales à l'échelle humaine l'ont sans doute conduit à formuler des conceptions erronées. Mais il reste tout de même difficile de comprendre comment, par l'observation, il aboutit à sa description du cœur : il évoque en effet une cloison interventriculaire poreuse entre les parties droite et gauche du cœur, auquel le monde médical a dû adhérer pendant quinze siècles, sous prétexte qu'il l'avait décrite, alors que cette particularité n'a, en fait, jamais réellement été visualisée

1. Galien (131-201) a été le médecin de plusieurs empereurs romains. Il est l'auteur d'une œuvre considérable qui a fait autorité jusqu'à la Renaissance.

2. GALIEN, *L'âme et ses passions. Les Passions et les erreurs de l'âme. Les Facultés de l'âme suivent les tempéraments du corps.* Introduction, traduction et notes de V. Baras, T. Birchler, A.-F. Morand. Préface de Jean Starobinski, Paris, Éd. Les Belles lettres, 1995.

par le moindre anatomiste. Pour Galien, le sang passe du foie au cœur droit puis circule dans les poumons, avant de s'introduire dans le ventricule droit, et enfin rejoint le ventricule gauche par le biais des pores de la cloison interventriculaire. Or, Galien occulte totalement la circulation pulmonaire. Cette erreur d'appréciation du fonctionnement de la circulation n'a jamais été contestée pendant des siècles : même le célèbre anatomiste flamand André Vésale[1] explique qu'il n'a pas osé contredire Galien, même s'il savait que ses descriptions du cœur et de la circulation étaient erronées : « Dans la description du cœur, j'ai suivi en grande partie les dogmes de Galien, non pas que je croie que tout soit conforme à la vérité, mais parce que, dans un nouvel usage à donner aux organes, je n'ai pas assez de confiance en moi que je n'oserais m'écarter de longtemps, même de la longueur d'un ongle, de la doctrine de Galien, prince des médecins. »

Malgré, cette approche respectueuse de Vésale, le XVIe siècle sera celui du début de l'opposition à Galien en Occident. Il faut toutefois rappeler qu'en Orient, et notamment en Égypte, des médecins n'hésitaient pas à contredire les principes de Galien dès le XIIe siècle. Le premier d'entre eux, Maïmonide[2], dans son grand

1. André VÉSALE (1514-1567) est considéré comme le père de l'anatomie moderne. Son ouvrage majeur est publié à Bâle en 1543. Il s'agit d'un traité complet d'anatomie humaine intitulé *De humani corporis fabrica* et fondé sur les observations qu'il fait au cours de ses nombreuses dissections sur cadavres humains.

2. Moïse MAÏMONIDE (1138-1204), médecin et philosophe originaire de la ville de Cordoue. Il est l'auteur d'une dizaine de

écrit médical intitulé *Aphorismes médicaux de Moïse*, consacre ainsi tout un chapitre aux points qu'il entend contester dans l'œuvre de Galien. Il décrit parfaitement, dans le troisième chapitre de son ouvrage, le rôle fondamental de la pompe cardiaque comme système nourricier de l'ensemble des organes du corps. Il expose la circulation pulmonaire et relie le ventricule droit au poumon : « La chambre droite des deux chambres du cœur existe pour le bénéfice des poumons [...]. Que le poumon se meure, la chambre droite du cœur mourra aussi. » Cette affirmation de Maïmonide tend à prouver qu'il considère que le segment interventriculaire est bien opaque, reliant le cœur droit aux poumons. Ces descriptions sont antérieures à celles d'Ibn Al-Nafis[1], autre médecin célèbre de l'école du Caire, dont il est acquis aujourd'hui qu'il fut l'un des premiers à décrire avec exactitude la circulation pulmonaire, en 1242. Ses écrits n'ont pu être diffusés en Europe que vers le milieu du XVIe siècle par l'intermédiaire des

traités médicaux. Il devient le médecin personnel de Saladin en Égypte. Il est aussi l'auteur d'écrits philosophiques, théologiques et du premier traité de psychothérapie de l'histoire intitulé le *Traité des Huit Chapitres*, dont je suis l'auteur d'une traduction commentée parue aux éditions In Press en 2021.

1. Ibn Al-Nafis (1213-1288) est un médecin et théologien d'origine syrienne ayant exercé la médecine au Caire. Il est l'auteur de plusieurs traités de médecine, dont un commentaire sur le *Canon* d'Avicenne, dans lequel il décrit la circulation pulmonaire dans une partie consacrée à l'anatomie. Ce texte n'a été retrouvé dans sa totalité qu'en 1924 au sein de la Bibliothèque d'État prussienne, devenue aujourd'hui la Bibliothèque d'État de Berlin. Le parcours et l'œuvre littéraire d'Ibn Al-Nafis évoquent en bien des points ceux de Maïmonide.

traductions d'Andrea Alpago[1], médecin italien formé à l'école de médecine de Padoue[2]. Pendant ce temps, en Europe, l'opposition à Galien s'organise autour de deux grandes personnalités du monde médical : Michel Servet[3] et Réaldo Colombo[4]. Le premier est originaire du royaume d'Aragon. Il incarne un esprit suffisamment libre pour oser douter de La Trinité chrétienne en avançant que l'essence divine est indivisible. Il décrit la circulation pulmonaire en précisant que le sang se régénère dans les poumons au contact de l'air. Ces théories sur La Trinité sont développées dans un texte qu'il publie à Vienne en 1553, intitulé *Christianismi Restitutio – De la restitution chrétienne*, dans lequel il intègre ses descriptions sur la circulation sanguine. Ce texte lui vaut d'être qualifié d'hérétique par l'Église. Il est condamné au bûcher par le Grand Conseil de la

1. Andrea Alpago (1450-1521) est un médecin italien. Grand arabisant, il a traduit en latin des textes d'Avicenne et d'Ibn Al-Nafis. Il a été envoyé en mission en Syrie et en Égypte pour le compte de la république de Venise. Son neveu Paolo, qui était aussi son compagnon de route, a fait connaître ses traductions en Europe.

2. L'université de Padoue a été fondée en 1222. Elle compte en son sein une école de médecine qui joue un rôle crucial dans l'évolution des sciences médicales. Elle devient le centre international des études médicales à la Renaissance.

3. Michel Servet (1511-1553) est un médecin et théologien d'origine espagnole. Il est le premier Européen à décrire la circulation pulmonaire qu'il inscrit non pas dans un traité de médecine mais dans un livre de théologie.

4. Réaldo Colombo (1516-1559) est un médecin et anatomiste italien. Il décrit la circulation pulmonaire, quelques années après Servet, dans un traité d'anatomie publié à Venise en 1559.

république de Genève, où il est brûlé vif avec ses écrits le 26 octobre 1553. Trois exemplaires de cet ouvrage ont été miraculeusement sauvés, et l'un d'eux est exposé à la Bibliothèque nationale de France (BNF) à Paris, où l'on peut encore constater les marques laissées par les flammes du bûcher sur le manuscrit.

Réaldo Colombo est le second médecin à s'opposer aux idées de Galien dans la péninsule italienne au cours de la Renaissance. Il enseigne l'anatomie au sein de l'école de Padoue, où il succède à André Vésale. Il décrit avec précision le circuit du sang du ventricule droit vers les poumons et son retour au ventricule gauche par la veine pulmonaire. Or, certains historiens[1] prétendent, sans pour autant que leurs affirmations soient étayées dans un sens ou dans l'autre, que les descriptions de la circulation pulmonaire par Servet ou Colombo se sont inspirées des écrits d'Ibn-Al-Nafis. Ils en auraient pris connaissance au sein de l'université de Padoue par l'intermédiaire du neveu d'Andrea Alpago, qui fit ses classes au sein de cette école de médecine. Reste que les théories sur la circulation sanguine de Servet ou de Colombo étaient très novatrices pour l'époque en Europe, et qu'ils n'ont pas manqué de courage en les consignant par écrit. Il faut attendre plus d'un demi-siècle pour qu'elles soient enfin acceptées par le monde médical à travers les travaux de William Harvey (1578-1657). Il les expose dans un livre

1. *Histoire générale des sciences*, sous la direction de René TATON, Tome 1, *La science antique et médiévale*, Paris, PUF, 1957.

intitulé *Exercitatio Anatomica de Motu Cordis et Sanguinis in animalibus – Étude anatomique du mouvement du cœur et du sang chez les animaux*, publié en 1628 à Francfort. La grande nouveauté chez Harvey, c'est qu'il ne se contente pas d'affirmer, mais apporte les preuves de ses dires par l'expérimentation. Il fournit ainsi un compte rendu détaillé de la grande circulation en démontrant son fonctionnement par une analyse anatomique approfondie qu'il associe à diverses expérimentations. Il développe l'ensemble de son travail expérimental dans son ouvrage, dont la parution constitue une étape importante dans l'histoire des sciences médicales. Il utilise différents types de garrots pour bloquer la circulation afin de mieux quantifier l'afflux sanguin, et montre ainsi que le sang dans les veines se dirige vers le cœur. Il pratique ensuite des ligatures sur un bras afin de mettre en évidence le fonctionnement des veines et de leurs valves, et effectue des pressions sur les membres afin de chasser le sang vers le cœur. Il prouve ainsi que les veines restent vides du fait de l'impossibilité pour le sang de redescendre, car bloqué par le système valvulaire. Il conclut à l'existence de la circulation pulmonaire, à travers un raisonnement par déduction. Il explique que le calibre de l'artère pulmonaire est le reflet d'un volume important de sang, bien plus que ne le laisserait suspecter une simple vascularisation du poumon, tout en postulant que la fonction de la valve pulmonaire est d'empêcher le reflux du sang vers le ventricule droit. Harvey a donc démystifié la vision de Galien en Occident par l'expérimentation et la démonstration scientifique. Il incite les médecins à faire preuve de sens critique et à ne pas accepter des raisonnements sous prétexte qu'ils ont été énoncés par de grandes figures de la médecine. Cette approche fait écho à celle de Maïmonide qui, en son temps, se distinguait par son intérêt pour l'expérimentation. Lui non plus n'hésita pas à désavouer et à contredire certains concepts médicaux, alors même qu'ils émanaient d'écrits de grandes personnalités de la médecine qu'il estimait par ailleurs. Il ne faut transiger sur rien dans ses efforts vers la recherche de la vérité…

Évaluez l'état de santé de vos jambes

Il faut être à l'écoute de son corps ; c'est une donnée que nous n'acceptons pas facilement, car bien souvent nous dédaignons les signaux qu'il nous envoie. Ce sont pourtant des indicateurs pertinents du fonctionnement de notre organisme. Montaigne[1] explique que se connaître soi-même, c'est connaître son corps, ses besoins, les rythmes qui lui sont vitaux. Il recommande d'élaborer son propre savoir médical à travers le récit des signaux que le corps nous adresse. Être, d'une certaine manière, en mesure de s'observer, pour décrire les caractéristiques d'une douleur récurrente, comme sa localisation, son horaire, son intensité, le retentissement qu'elle engendre…

« Le soin est une fonction en partage », comme l'écrit Cynthia Fleury[2]. Il relève d'une alliance entre soignants et soignés, qui vont ensemble faire éclore une réalité qui orientera la dynamique de soin. Le soignant est d'abord un interprète des corps, et c'est ensuite qu'il tente de les réparer. Cette approche du soin commence à travers le mot « bienvenue » que je prononce dès qu'un

---

1. MONTAIGNE, *Essais*, III, XIII, « De l'expérience », éd Guy de Pernon, 2008.

2. C. FLEURY, *Le soin est un humanisme*, Paris, Tracts Gallimard, 2019.

patient franchit la porte de mon cabinet. Une manière de rappeler l'hospitalité essentielle dans la relation de soin, qualité qui fonde la dénomination du terme même d'« hôpital ».

Il s'agit de créer un climat propice à l'écoute, au dialogue, car il en va de même pour la vie de l'esprit, où le soignant tente d'aider son patient à interpréter, à donner du sens à ce qu'il perçoit, à ce qu'il ressent. Les émotions se traduisent par des expressions somatiques. Elles sont visibles sur le visage à travers des mimiques de joie, de douleur, ou de colère, mais aussi sur le corps, où elles se manifestent sous l'aspect d'une posture confiante ou plutôt agressive. On peut facilement distinguer les expressions corporelles des émotions, d'autant qu'elles précèdent l'apparition des sentiments. Cette distinction a été décrite lors de nombreuses expérimentations en neurosciences. Elle prouve, s'il était encore nécessaire, le lien étroit entre le corps et l'esprit.

L'analyse de l'aspect des jambes procède du même désir d'équilibre, d'harmonie. Elle permet d'apporter de nombreuses informations sur leur état de santé. La peau est-elle marbrée ou à tendance érythémateuse ? Les jambes présentent-elles des hématomes ? Des cicatrices ? Des taches ? Est-ce que l'on voit de petites veines rouges, ou bien constate-t-on la présence de varices constituées ? Y a-t-il un aspect « peau d'orange » sur les cuisses ? Les jambes sont-elles gonflées en fin de journée ? Est-ce que c'est de la rétention d'eau qui s'installe ? Tous les éléments de réponses à ces interrogations permettent d'évaluer l'état des jambes. Si vous consultez un médecin spécialisé, il contextualisera ses propres constatations et les réponses que vous apporterez en fonction de votre histoire personnelle, de votre hérédité, de vos activités.

Comme l'écrit Claire Marin[1] en commentant un texte du neurologue Oliver Sacks[2] : « La maladie n'est pas seulement un phénomène biologique, elle est une expérience qui s'inscrit dans la trame de vie d'un individu et qui l'effiloche. » Il faut donc approfondir l'anamnèse pour mieux l'appréhender, car l'analyse de symptômes ne peut être dissociée de l'identité du patient qui les ressent.

Commençons par évoquer l'hérédité : y a-t-il des troubles circulatoires dans les antécédents familiaux ? Si c'est le cas, ils inciteront à une plus grande vigilance, car la maladie veineuse présente une composante héréditaire. Nous savons que si l'on a un parent qui présente des troubles veineux, le risque pour les enfants est de 50 %, et si les deux parents en sont affectés, le risque pour leurs enfants est de 90 %.

Il faut également prendre en compte l'activité professionnelle, mais aussi l'hygiène et le mode vie. En somme, ne jamais résumer les jambes à une simple région anatomique, mais les envisager comme un

1. C. Lefève, L. Benaroyo, F. Worms, *Les classiques du soin*, Paris, PUF, 2015.

2. O. Sacks, *L'homme qui prenait sa femme pour un chapeau, et autres récits cliniques*, Éd. du Seuil, « Points », 2012.

élément formant un tout. Des douleurs aux jambes peuvent ainsi être la cause de problèmes liés à la circulation, au dos, à l'état articulaire, osseux, musculaire ou encore le reflet d'une fatigue généralisée ou d'une anxiété qui se focalise sur un ressenti exclusif au niveau des jambes, un peu comme certains types de maux de ventre qui reflètent l'expression somatique d'une anxiété.

Le célèbre médecin Maïmonide ne dissociait jamais l'esprit du corps. Il avait pour habitude de dire que « tout malade a un cœur oppressé, et tout bien portant a une âme libérée[1] ». Il encourageait ses élèves à s'enquérir de l'état d'esprit de leurs patients, et à ne jamais se contenter de panser leurs plaies ou d'apporter des soins exclusivement sur le plan organique. Il expliquait qu'il fallait toujours accorder une attention particulière aux pensées des patients, qui doivent être systématiquement orientées vers l'harmonie. Notre objectif, à travers les cinq programmes du livre, est de vous orienter vers un idéal de santé qui permet au corps d'être en adéquation avec le besoin de se sentir vivre, de bouger, de penser, de se divertir, de ressentir l'harmonie du monde au plus profond de son être.

1. *Le Régime de santé*, chapitre 3, aphorisme 13. On peut lire les grands concepts de la médecine de Maïmonide dans mon ouvrage *La médecine de Maïmonide, Quand l'esprit guérit le corps*, Paris, Éd. In Press, 2018.

Les 5 profils

> Nous suggérons que le *care* soit considéré comme une activité générique qui comprend tout ce que nous faisons pour maintenir, perpétuer et réparer notre “monde”, en sorte que nous puissions y vivre aussi bien que possible. Ce monde comprend nos corps, nous-mêmes et notre environnement, tous éléments que nous cherchons à relier en un réseau complexe, en soutien à la vie[1].
>
> BÉRÉNICE FISCHER et JOAN TRONTO

Nous avons choisi d'identifier cinq profils qui caractérisent les symptômes les plus couramment décrits à propos des jambes. Il s'agit d'ailleurs des cinq motifs de consultations les plus fréquents en médecine vasculaire, l'objectif étant de proposer une prise en charge en fonction d'un symptôme récurrent plutôt qu'en fonction du stade évolutif de l'insuffisance veineuse superficielle[2]

1. *Care, compassion et humanitarisme*, Revue du MAUSS, numéro 32, Paris, Éd. La Découverte, 2008.

2. Classification en 7 stades des signes cliniques de l'insuffisance veineuse superficielle (« *chronic vein disease* ») selon l'American Venous Forum. On remarquera que la douleur n'en fait pas partie. Une présentation détaillée de cette classification appelée CEAP est intégrée dans le programme anti-varices.

tel que nous pouvons le constater dans la majorité des ouvrages sur le sujet.

L'insuffisance veineuse superficielle est une maladie chronique. Elle constitue un enjeu véritable de santé publique, étant donné son incidence dans la population française. Le terme « superficiel » est à entendre en lien avec l'atteinte du réseau veineux superficiel : il ne s'agit évidemment pas de caractériser une quelconque hiérarchie à cette maladie qui provoque une gêne quotidienne et diminue grandement la qualité de vie des personnes qui en sont affectées. Les médecins sont d'ailleurs de plus en plus soucieux d'évaluer les conséquences de cette pathologie dans la vie de tous les jours. Ils utilisent pour cela des échelles spécifiques de qualité de vie[1] pour quantifier son retentissement physique, psychique et sur le plan relationnel. L'étude de l'IFOP évoquée précédemment va ainsi jusqu'à affirmer qu'une personne sur deux présentant des troubles veineux se dit affectée moralement par ses douleurs aux jambes, générant une irritabilité qui l'encourage à une forme d'inactivité. Il est donc crucial de prendre en considération le retentissement psychique des troubles organiques, car la puissance de la maladie, selon Georges Canguilhem[2], est aussi celle de l'inquiétude qu'elle génère.

1. Parmi les échelles de qualité de vie les plus utilisées, il y a l'indicateur CIVIQ, (*ChronIc Venous Insufficiency Quality of Life* Questionnaire), le VEINES-QOL/Sym, et le SQOR-V (*Specific Quality of life and Outcome Response-Venous*).

2. G. Canguilhem, *Écrits sur la médecine*, Paris, Éd. du Seuil, 2012.

Pour mieux appréhender l'insuffisance veineuse superficielle, commençons par rappeler quelques éléments sur la circulation sanguine. Le cœur se trouve au centre du système circulatoire. Les artères en partent pour irriguer les organes et les membres, et les veines assurent la fonction du retour du sang vers le cœur. Cette difficile mission amène les veines à devoir lutter contre la pesanteur pour faire remonter le sang du bas vers le haut. Elles sont aidées en cela par des valvules, qui empêchent le sang qui est en haut de redescendre. L'altération fonctionnelle de ces valvules est une des causes de l'apparition d'une insuffisance veineuse superficielle. Il existe dans le corps des veines profondes, qui assurent 95 % du retour veineux, et un réseau superficiel, qui prend en charge les 5 % restants. Le réseau veineux superficiel correspond aux veines que l'on voit par transparence sous la peau, et les veines profondes se situent au sein des muscles et dans les organes. Les veines superficielles des jambes sont constituées de deux grands axes : la grande veine saphène[1], dont le trajet se situe au niveau de la face interne de la jambe, et la petite veine saphène[2] qui remonte au niveau de la face postérieure de la jambe pour se jeter dans la voie profonde au niveau du creux du genou. Les veines sont aidées dans la fonction de drainage des toxines par les vaisseaux lymphatiques. Une atteinte du circuit lymphatique accentuera donc le risque d'œdèmes dans les jambes.

1. Elle est aussi appelée la saphène interne dans une nomenclature anatomique plus ancienne.
2. Ou saphène externe.

Il est important de comprendre que les veines superficielles et profondes fonctionnent dans une totale synergie. Il existe des veines perforantes et des zones de jonction qui font communiquer les deux réseaux entre eux. Ainsi, un problème qui apparaît sur un axe superficiel pourra avoir des conséquences sur les veines profondes, et inversement. L'objectif de toute thérapeutique, reste de préserver la voie veineuse profonde, dont on imagine le rôle fondamental à travers sa participation prépondérante dans le retour veineux global.

Pour être complet, il faut enfin préciser qu'il existe une microcirculation constituée d'un vaste réseau de millions de capillaires, qui contrôlent le transfert d'oxygène et de nutriments dans le compartiment artériel. Il fait le lien entre artères et veines à un niveau microscopique. En pratique clinique, la capillaroscopie est l'examen de référence pour explorer la microcirculation. Elle permet d'observer au microscope binoculaire les capillaires situés au bord d'un ongle. Une des affections les plus courantes de la microcirculation est le syndrome de Raynaud, qui se manifeste par des doigts qui deviennent blancs durant quelques minutes. Cette symptomatologie est due à la constriction de petites artérioles. Elle est bénigne dans la majorité des cas et peut être soulagée par des mesures protectrices à l'égard du froid, et des médicaments vasodilatateurs en cas de crises répétées devenant de plus en plus gênantes.

Revenons donc à l'insuffisance veineuse superficielle et au fait qu'elle est souvent sous-estimée et perçue comme un problème ponctuel, alors qu'il s'agit d'une maladie chronique et évolutive. Elle touche une femme sur deux et un homme sur quatre. L'insuffisance veineuse superficielle évolue sur plusieurs décennies et génère une difficulté croissante des veines à remonter le sang vers le cœur.

La chronicité de cette maladie est importante à percevoir, car elle doit faire prendre conscience qu'il est nécessaire de prendre régulièrement soin de ses jambes. Il faut adapter son hygiène de vie à cette fragilité de la circulation et ne pas hésiter à prendre les conseils d'un médecin spécialisé quand cela s'avère nécessaire. Vous trouverez en annexe un questionnaire intitulé « Quand faut-il consulter un médecin vasculaire ? » qui vous aidera à prendre cette décision.

L'insuffisance veineuse perçue comme une maladie chronique impose un suivi médical, même lorsque des traitements ont déjà été réalisés. Je vois trop souvent des patients qui, une fois opérés, se dispensent de tout suivi, pensant que leurs problèmes sont définitivement réglés. Or, un traitement ponctuel, quel qu'en soit le degré, doit au contraire vous encourager à vous faire suivre et à poursuivre les mesures préventives envisagées au préalable.

Les ressentis de l'insuffisance veineuse peuvent constituer des indices à prendre en compte, surtout s'ils réapparaissent après une période d'accalmie consécutive à un traitement spécialisé. Ils sont généralement le reflet d'une éventuelle récidive après une chirurgie, ou l'expression d'une nouvelle poussée évolutive de l'insuffisance veineuse superficielle.

Comment identifier ces manifestations fonctionnelles ? Il s'agit de symptômes très différents, et surtout qui ne préjugent pas de l'état évolutif de la maladie. En effet, on peut ressentir de fortes douleurs aux jambes alors que l'insuffisance veineuse superficielle est débutante. *A contrario*, on peut ne présenter aucune symptomatologie douloureuse alors que l'on est atteint d'une insuffisance veineuse superficielle très évoluée. Il m'arrive en effet de recevoir en consultation des patientes qui présentent des varices volumineuses mais qui n'en souffrent absolument pas, et au contraire, des jeunes femmes qui présentent quelques petites varicosités éparses sur les jambes et qui m'expliquent qu'au-delà de la gêne esthétique indéniable, elles ressentent de fortes douleurs aux jambes[1]. Il ne faut donc pas se fier exclusivement à la symptomatologie douloureuse pour évaluer le niveau de l'atteinte veineuse. L'examen clinique et l'échographie Doppler réalisés par le médecin vasculaire donneront une information précise de l'état de la circulation des jambes. Cette objectivation du diagnostic sur le plan clinique et par le biais de l'imagerie permet d'établir une cartographie du réseau veineux qui est propre à chaque personne et qui est aussi spécifique qu'une empreinte digitale, l'objectif étant de

1. Dans cette situation, le traitement esthétique des varicosités aura aussi un effet antalgique. Plusieurs patientes signalent en effet la disparition des douleurs une fois que les vaisseaux traités ne sont plus apparents.

déterminer avec exactitude la veine ou le segment veineux malade. Il s'agit d'un vaisseau qui présente ce que l'on appelle un reflux ou une incontinence, c'est-à-dire qu'il laisse un écoulement sanguin fuir vers le bas, alors qu'il devrait remonter vers le haut du corps. Ces précisions sur l'origine de la fuite et son importance sont fondamentales dans la nature de la prise en charge de l'insuffisance veineuse superficielle.

Le profil 1 – (jambes lourdes) est centré autour de la douleur. Il peut revêtir un caractère très polymorphe. Il s'agit de lourdeurs, de tensions, de picotements, d'impatiences, de sensations de chaleur, de crampes qui apparaissent le plus souvent au repos. La douleur veineuse est très difficile à définir ou à décrire, et c'est d'ailleurs ce qui fait sa spécificité. L'expression la plus couramment employée par les patients est celle de jambes lourdes. Elle est plus manifeste chez les personnes qui travaillent debout ou en position assise de façon prolongée ; elles ressentent le besoin impérieux de bouger, de surélever leurs jambes pour faciliter la remontée du sang. Si la douleur est le symptôme qui prédomine au niveau de vos jambes, nous vous recommandons de suivre avec attention les conseils du programme antidouleur. Nous développerons dans ce premier profil les autres causes de douleur au niveau des jambes, et principalement la thrombose veineuse, qu'on appelle aussi une phlébite. Il s'agit de l'occlusion d'une veine par l'apparition d'un caillot. Elle peut se compliquer d'une embolie pulmonaire, qui correspond à la migration du caillot dans une artère pulmonaire. On dénombre environ 150 000 cas de phlébites en France, et 10 % d'entre elles se compliquent d'embolie pulmonaire, dont le pronostic peut être fatal. Il s'agit donc d'une urgence vitale qui nécessite une prise en charge rapide.

Le profil 2 – (jambes gonflées) est axé autour de la notion de gonflement. Les patients décrivent des jambes qui enflent au fur et à mesure de la journée ou qui sont continuellement enflées. On parle alors d'œdème, qui correspond à une accumulation de liquide interstitiel dans les tissus sous-cutanés. L'œdème touche principalement les chevilles et donne l'impression de jambes en poteau, faisant disparaître l'aspect en relief des malléoles internes et externes. Il faut tenter de trouver la cause du gonflement pour obtenir des résultats pérennes. S'agit-il d'un symptôme lié à une insuffisance veineuse superficielle ? D'une rétention d'eau ? Quelle en est l'origine ? Nous allons vous aider à explorer les causes qui génèrent ces symptômes, tout en vous proposant un programme de soin adapté.

Le profil 3 – (**cellulite**) est, comme son nom l'indique, centré autour de la cellulite. Sa zone de prédilection est la partie basse du corps, touchant principalement les hanches, les cuisses, la face interne des genoux et les mollets parfois jusqu'aux chevilles. Certaines patientes évoquent le fait que c'est toujours le bas du corps qui stocke les graisses lorsqu'elles prennent du poids. Il y a certes là une part génétique, mais il s'agit surtout d'un dysfonctionnement du métabolisme graisseux qui entraîne une altération entre les mécanismes de lipogenèse et de lipolyse, que nous allons exposer plus en détail. La cellulite peut avoir plusieurs causes sur lesquelles nous tenterons d'agir en vous proposant un programme très complet qui détaille les techniques les plus efficaces sur le sujet.

Le profil 4 – (varicosités) est axé sur la prise en charge des varicosités, dont la dénomination médicale est télangiectasies[1] intradermiques. Il s'agit de petites veinules rouges ou violacées localisées sur les jambes, les cuisses ou au niveau des chevilles. Ces petits vaisseaux disgracieux peuvent apparaître très tôt, dès la puberté, et sont le reflet d'une fragilité capillaire qui signe un début d'insuffisance veineuse superficielle. Une étude[2] réalisée en 2008 à Édimbourg a montré qu'à partir de 40 ans, 79 % des hommes et 88 % des femmes présentaient des varicosités. Le programme proposé est axé sur le plan préventif et sur les démarches thérapeutiques à envisager pour faire disparaître les varicosités.

Enfin, **le profil 5 – (varices)** est centré autour de la prise en charge des varices[3] et de leur prévention. Ce sont des veines superficielles dilatées, dont le

1. *Télé*, évoque la partie terminale d'*angio* (vaisseau) qui est dilatée (*ectasie*).

2. C. V. Ruckley, C. J. Evans, P. L. Allan, *et al.*, « Telangiectasia in the Edinburgh Vein Study: Epidemiology and association with trunk varices and symptoms », *European Journal of Vascular and Endovascular Surgery*, 2008.

3. B. Eklof, R. B. Rutherford, J. J. Bergan, *et al.*, « Revision of the CEAP classification for chronic venous discorders. A consensus statement », *Journal of Vascular Surgery*, 2004.

diamètre est généralement supérieur à 3 mm, et dans lesquelles le sang circule à contre-courant. Elles sont majoritairement dites essentielles ou primitives, c'est-à-dire qu'elles sont liées à des facteurs de risque tels que l'hérédité, l'âge, le sexe, l'activité professionnelle, l'alimentation ou le surpoids. Toutefois, dans une faible proportion (5 % environ), elles sont dites secondaires, c'est-à-dire qu'elles apparaissent dans les suites d'une phlébite ou d'une compression d'un segment veineux. Leurs localisations peuvent être diverses : au niveau des faces internes ou externes des cuisses, ainsi que sur l'ensemble du territoire jambier. Certaines localisations sont spécifiques chez la femme, au niveau de la vulve (varices vulvaires) ou de la région périnéale (varices périnéales). Tandis que chez l'homme, elles peuvent aussi se situer au niveau du cordon spermatique des testicules (varicocèle). Nous n'évoquerons pas les hémorroïdes qui sont également des varices, mais situées au niveau de veines de l'anus ou du rectum. Elles sont donc également le reflet d'un mauvais retour veineux. Nous vous proposons un programme axé sur la prévention et la prise en charge curative des varices, avec une revue précise des nouvelles techniques de traitements médicaux et chirurgicaux.

J'AI LES JAMBES LOURDES

Programme antidouleur

> Être malade, c'est comme être obsédé par un même refrain agaçant, par une mélodie entêtante, qui accompagne chacun de nos sentiments, qui nous interdit d'être vraiment présent à nos propres pensées, qui colonise notre intériorité.
>
> CLAIRE MARIN, *Hors de moi*

Ce premier programme est centré autour de la douleur au niveau des jambes. Or, quoi de plus subjectif que la description de ce ressenti ? L'expression la plus couramment employée par les patientes est celle de jambes lourdes, mais elle n'illustre pas l'étendue des différentes formes de signes fonctionnels de l'insuffisance veineuse superficielle. Il faut dire que les symptômes sont polymorphes et difficiles à définir. C'est peut-être ce qui fait leur spécificité. Il peut en effet s'agir de lourdeurs, de tensions, d'impatiences, de sensations de chaleur, d'inconfort, ou encore de crampes qui apparaissent le plus souvent au repos. Si vous présentez ce type de maux, ce programme va vous aider à trouver des solutions pour y remédier.

Qu'est-ce que la douleur veineuse ?

La douleur veineuse est difficile à décrire, comme nous l'avons souligné. Si le qualificatif le plus souvent employé est celui de lourdeurs, certains patients disent ressentir ou éprouver des impatiences, des picotements, des tensions, une certaine fatigabilité des jambes, ou encore des sensations de chaleur sur le trajet des veines superficielles. Les symptômes apparaissent principalement en fin de journée, aggravés par la sédentarité ou la position debout prolongée, et sont soulagés par la marche et le fait de bouger les jambes. La chaleur ambiante accentue l'apparition des douleurs et le froid les apaise.

Les mécanismes à l'origine de la douleur sont complexes et liés au fait que les veines sont très innervées. La microscopie électronique permet de visualiser les fibres nerveuses situées le long des parois veineuses et au niveau des tissus conjonctifs de l'espace périveineux. Les terminaisons nerveuses de ces fibres sont des nocicepteurs, c'est-à-dire des récepteurs sensoriels de la douleur. L'apparition d'une stase dans une veine dilatée stimule ces nocicepteurs, qui génèrent la perception douloureuse. Plusieurs études ont montré que la stagnation du sang provoque une inflammation locale qui active les nocicepteurs des parois veineuses.

Alors, comment expliquer que la douleur ne soit pas corrélée à un indice de sévérité de la maladie veineuse ? Et comment se fait-il que les stades avancés soient au contraire des périodes où la douleur est quasi absente ? Il semblerait que cela vienne d'une altération de l'innervation de la paroi veineuse, entraînant une perte de la sensibilité vis-à-vis de la douleur. Le risque de cette diminution de la perception douloureuse est de donner l'illusion d'une amélioration clinique alors que la réalité est tout autre. En effet, les conséquences tissulaires continuent à évoluer à bas bruit, générant à moyen terme des troubles qui peuvent devenir irréversibles. D'où l'importance d'une prise en charge précoce et d'un suivi régulier, quel que soit le stade évolutif de la maladie veineuse. Il faut rappeler enfin que cette objectivation de la douleur par les mécanismes biologiques que nous venons de décrire n'est pas la seule raison qui explique la variabilité interindividuelle : il y a toujours lieu de placer un symptôme dans le contexte du quotidien de la vie de la personne qui le ressent. Cela implique une approche multiple de la douleur qui va bien au-delà de la simple prescription d'un traitement quelconque, et la nécessité d'une prise en charge globale. C'est ce que nous allons tenter de vous proposer à travers l'ensemble des mesures conseillées.

Les démangeaisons, une forme particulière de douleurs

Certaines personnes souffrant d'insuffisance veineuse superficielle se plaignent de démangeaisons, qui apparaissent surtout en fin de journée. On parle de prurit dans le lexique médical. Ce type de symptômes est plus souvent décrit chez les hommes. Il témoigne généralement d'une insuffisance veineuse évoluée. Il est consécutif à l'apparition d'un eczéma de contact ou d'une dermite de stase laissant suspecter la présence de varices, même si elles ne sont pas visibles ou extériorisées[1]. Le traitement des démangeaisons est conditionné à la prise en charge de l'insuffisance veineuse

1. Il peut en effet arriver que les varices soient internes, c'est-à-dire situées dans le derme profond. Elles ne sont alors pas visibles sous la peau. Le diagnostic se fait par la réalisation d'une échographie Doppler qui permet de visualiser et d'authentifier le reflux au sein des veines malades.

superficielle. L'hydratation des jambes est fondamentale. Un dermocorticoïde[1] peut également s'avérer nécessaire si les démangeaisons sont trop intenses.

Douleur veineuse et hormones

L'insuffisance veineuse superficielle est une pathologie beaucoup plus fréquente chez la femme. On considère en effet qu'une femme sur deux en est affectée, contre seulement un homme sur quatre. Le retentissement fonctionnel à travers la notion de douleur est aussi plus significatif chez la femme que chez l'homme. Ainsi, selon une étude française[2], 51,3 % des femmes présentent des douleurs liées aux veines, contre 20,4 % des hommes. Les hormones sont probablement la cause de cette prédominance féminine et du fait que cette maladie soit exacerbée au cours des grossesses et devant toutes les variations hormonales dans la vie d'une femme.

Le système veineux est loin d'être aussi simple qu'on l'a souvent présenté : de nombreux facteurs contribuent à la dynamique veineuse. Parmi les facteurs locaux, l'état du système valvulaire mais aussi celui de la paroi veineuse sont essentiels pour évaluer la qualité du retour veineux. On trouve en effet des récepteurs

1. Crèmes, pommades ou lotions à base de cortisone. Elles ne peuvent être délivrées que sur prescription médicale.

2. P. H. Carpentier *et al.*, « Prevalence, risk factors, and clinical patternsof chronic veinous disorders of lower limbs: a population based study in France », *Journal of Vascular Surgery*, 2004.

hormonaux sur les parois veineuses, qui agissent sur le tonus de la veine : la dilatation ou la contraction de celle-ci est ainsi soumise à la concentration sanguine de ces médiateurs hormonaux.

Il existe des récepteurs hormonaux à œstrogènes et d'autres à progestatifs. Leur présence sur la paroi veineuse varie en fonction de l'hérédité. Les récepteurs à œstrogènes sont beaucoup plus nombreux chez des personnes présentant des antécédents familiaux de thrombose et ceux à progestatifs sont plus courants chez les gens ayant des antécédents familiaux de varices. Les effets des hormones sur les veines ne sont pas parfaitement élucidés, mais l'on peut dire que les œstrogènes accentuent la perméabilité capillaire, tandis que la progestérone diminue le tonus veineux. En réalité, les choses ne sont pas si figées, car les œstrogènes peuvent avoir également un effet sur le tonus pariétal et la progestérone peut aussi majorer une certaine perméabilité capillaire. On comprend ainsi que les hormones, quelle qu'en soit la nature, agissent sur le système veineux. Il convient donc de bien évaluer l'état hormonal d'une personne pour une prise en charge optimale de son système veineux.

Douleur veineuse et grossesse

Une femme sur trois constate l'apparition de douleurs dans les jambes au cours de la grossesse. Ce symptôme est en lien avec une sensibilisation accrue des veines, du fait de l'augmentation des concentrations hormonales dans le sang. Cette sensation de douleur est souvent majorée bien avant que des veines dilatées n'apparaissent sur les jambes. Je me souviens d'une patiente qui était venue me consulter pour des douleurs dans les jambes, dont elle ne souffrait pas auparavant. Elle est ressortie de mon cabinet avec la prescription d'un test de grossesse qui s'est révélé positif, car le bilan réalisé n'expliquait en rien la nature de ses douleurs.

Ainsi, le début d'une grossesse peut entraîner une aggravation de l'état des veines, susceptible de se manifester par une douleur, un œdème, l'apparition de varices ou de varicosités. Ce qu'il faut dire d'emblée, c'est que tous les problèmes veineux dus à la grossesse disparaissent dans la majorité des cas à l'issue de celle-ci. Il faut toutefois soulager le ressenti douloureux des jambes qui ne fera que s'accroître durant toute la grossesse, et notamment au troisième trimestre, pour des raisons mécaniques, l'utérus appuyant sur les veines de la région pelvienne. Les mesures décrites dans ce premier programme peuvent parfaitement vous aider à apaiser les douleurs des jambes au cours de la grossesse. Il faut tout de même faire preuve de patience, et intégrer l'idée que les problèmes veineux apparaissent au fur et à mesure des grossesses, d'autant plus lorsqu'elles sont rapprochées. Il est donc important de les traiter si les troubles veineux persistent plusieurs mois après l'accouchement, car c'est la seule manière d'éviter qu'une nouvelle grossesse ne les aggrave. Parmi les mesures les plus recommandées au cours de la grossesse, le port d'une compression élastique contribue à l'amélioration des symptômes douloureux et reste un bon moyen pour prévenir les risques de thrombose, qui sont également accrus durant cette période.

La thrombose veineuse

Faire la différence entre la sensation de jambes lourdes et la douleur liée à une thrombose veineuse

Au cours de l'année 2021, on a beaucoup évoqué les risques de thromboses veineuses à propos de la vaccination contre la Covid-19[1]. Mais il faut rappeler que ce risque reste très faible dans ce contexte. Il est de 1 à 2 cas pour 100 000 habitants, alors que le risque de thrombose dans la population générale est de 1 voire 2 cas pour 1 000 habitants. Ainsi, en France, on compte en moyenne 400 épisodes de thromboses veineuses par jour, soit environ 150 000 cas par an. On voit donc que le risque de thrombose après certains vaccins est très en dessous du risque retrouvé dans la population générale. Notons d'ailleurs que le risque de développer

1. Une association entre le vaccin d'AstraZeneca (Vaxzevria®) et de très rares cas de thromboses veineuses de localisations atypiques (cérébrales ou digestives) ont été rapportés en avril 2021 en Europe. 169 cas de thromboses cérébrales et 53 cas de thromboses digestives ont été signalés le 4 avril 2021 sur 40 millions de personnes vaccinées. Le mécanisme physiopathologique incriminé est d'origine immunologique et est très différent de celui des thromboses veineuses classiques.

une thrombose veineuse survient chez 20 à 25 % des patients atteints d'une forme grave de la Covid-19. Ainsi, il y a cent fois plus de risque d'avoir une thrombose veineuse en cas d'affection par la Covid-19 que dans les suites de la vaccination.

Qu'est-ce qu'une thrombose veineuse ?

Il s'agit de l'occlusion d'une veine par un caillot. Elle peut se produire dans une veine superficielle ou profonde. Les trois grands facteurs qui induisent une thrombose veineuse ont été décrits par Rudolph Virchow en 1859[1] mais cette description reste toujours d'actualité. En effet, selon la triade de Virchow, la thrombose veineuse résulte d'un ralentissement de l'écoulement sanguin (stase) ; d'une altération de la paroi veineuse (lésion) ; et d'une modification de l'hémostase (hypercoagulabilité). La thrombose veineuse constitue une urgence car elle risque de se compliquer d'une embolie pulmonaire, qui correspond à la migration du caillot dans une artère pulmonaire, et qui peut être fatale.

La douleur de la thrombose est aiguë, brutale. Elle touche plus souvent une seule jambe. Elle n'est soulagée par aucune position, et seule la mise en route d'un traitement spécifique calmera la douleur. Elle diffère de l'insuffisance veineuse superficielle qui correspond à une douleur diffuse sur les deux jambes et s'aggrave en fin de journée. Elle est soulagée par la surélévation des

1. A. Toledano, *Histoire de la phlébologie*, Paris, Éd. VG, 2011.

membres inférieurs, la prise de médicaments veinactifs[1] et le port d'une compression. Le traitement de la thrombose veineuse est basé sur la prescription d'un médicament anticoagulant et d'une compression élastique. La survenue d'une thrombose nécessite la réalisation d'un bilan biologique et radiologique à la recherche d'une étiologie. Les résultats de cette recherche permettront d'envisager une prévention adaptée.

Quelle différence entre une thrombose veineuse superficielle et profonde ?

La thrombose veineuse superficielle correspond à ce que l'on appelait autrefois la paraphlébite. Il s'agit de l'apparition d'un caillot dans une veine superficielle. Elle se produit généralement sur une varice très évoluée. L'étude POST[2] réalisée chez des médecins vasculaires français de mars 2005 à octobre 2006 a montré que 82 % des patients qui présentaient une thrombose veineuse superficielle avaient des varices constituées. C'est une complication qu'il est important de prévenir en envisageant un traitement spécifique des varices avant que la situation ne s'aggrave. On considère en effet que

1. Les médicaments veinactifs sont également appelés phlébotoniques, phlébotropes, veinotoniques ou toniques veineux. Ils agissent sur les principaux symptômes liés à l'insuffisance veineuse superficielle.

2. H. DÉCOUSUS, I. QUÉRÉ, E. PRESLES, F. BECKER, M. T. BARRELLIER, M. CHANUT, « *Superficial vein thrombosis and venous thromboembolism, a large prospective epidemiological study* », Annals of Internal Medicine, 2010.

10 % des varices évoluent vers une thrombose superficielle. Dans moins de 5 % des cas, on peut constater l'apparition d'une thrombose sur une veine superficielle saine. Le traitement sera différent, car la cause n'est pas l'atteinte variqueuse de la veine, mais une maladie sous-jacente qu'il faut impérativement rechercher.

La thrombose veineuse superficielle se manifeste par une vive douleur avec apparition d'un cordon induré (c'est-à-dire rouge et dur) sur le trajet d'une veine superficielle. La palpation de la zone déclenche une exacerbation de la douleur. La phase aiguë passée, la peau en regard présente un aspect brunâtre qui s'atténuera difficilement. Le diagnostic peut être évoqué sans ambiguïté par la palpation du cordon induré, mais il sera nécessaire d'envisager une échographie Doppler en urgence pour s'assurer qu'il n'y a pas de thrombose veineuse profonde associée. Cet examen va permettre de déterminer s'il existe d'autres veines touchées par la thrombose.

Dans l'étude POST déjà cité, près d'une personne sur quatre avait une thrombose veineuse profonde associée à la thrombose superficielle. Cette dernière se divise donc en deux catégories, qui nécessiteront un traitement différent : la thrombose veineuse superficielle exclusive et celle qui est associée à une thrombose profonde. S'il s'agit d'une thrombose veineuse superficielle exclusive chez une personne qui présente des varices, le traitement est en général local, à travers l'application de topiques anti-inflammatoires et le port d'une compression élastique. On peut également recommander des anticoagulants injectables en cas de thrombose extensive sur plusieurs centimètres. En revanche, s'il s'agit d'une thrombose superficielle associée à une thrombose veineuse profonde, le traitement est essentiellement basé sur la prise d'anticoagulants oraux ou injectables.

La thrombose veineuse profonde, comme son nom l'indique, correspond à l'apparition d'un caillot dans une veine profonde. Elle peut être située sous le genou, on parle alors de thrombose veineuse distale. Si la thrombose est située dans des veines au-dessus du genou, on parle de thrombose veineuse proximale. Ces dernières présentent davantage de risque d'embolie pulmonaire (l'obturation brutale d'un tronc ou d'une branche de l'artère pulmonaire par un caillot ayant migré le plus souvent des membres inférieurs), mais la prudence s'impose pour l'ensemble des thromboses veineuses. En l'absence de traitement, le taux de mortalité de l'embolie pulmonaire est de 30 %, et il passe à moins de 8 % sous traitement. C'est donc une pathologie grave qu'il faut pouvoir dépister précocement. Parmi les indices qui peuvent orienter vers ce diagnostic au cours d'une thrombose veineuse, on note l'apparition d'une douleur thoracique, une difficulté respiratoire, ou une accélération du rythme cardiaque. Au moindre doute, le médecin demandera la réalisation d'analyses de sang comme le dosage des D-Dimères[1] avec la prescription

1. Il s'agit d'une analyse de sang que l'on peut faire dans tous les laboratoires d'analyses sanguines. Les D-Dimères correspondent au dosage sanguin des produits de dégradation de la fibrine qui résultent de l'action de trois enzymes sur la molécule

d'un angioscanner permettant de visualiser le caillot dans les artères pulmonaires. Auparavant, le diagnostic de thrombose veineuse sera confirmé par la réalisation d'une échographie Doppler afin de visualiser le caillot, son étendue et sa localisation.

Comment éviter l'apparition d'une thrombose veineuse ?

Il faut commencer par bouger, pour éviter toute forme de sédentarité. L'immobilité est en effet un facteur favorisant des thromboses, d'autant plus qu'il existe une déshydratation ou des troubles de la coagulation qui rendent le sang moins fluide. Le port d'une compression peut s'avérer nécessaire si l'on envisage une immobilisation prolongée, assis ou debout. Il faut boire en moyenne deux litres d'eau par jour pour prévenir une déshydratation.

Certaines situations nécessitent une vigilance accrue, comme les voyages en avion[1] ou dans les suites d'une

---

de fibrinogène. Ces phénomènes sont tous activés en cas de thrombose, ce qui explique l'augmentation du taux de D-Dimères. La particularité de ce test sanguin, c'est qu'il est intéressant en cas de négativité. En effet, des D-Dimères en dessous de 500 µg/L permettent d'éliminer une phlébite à près de 90 %. En revanche, un taux élevé de D-Dimères peut être le reflet d'une thrombose, mais peut apparaître également dans plusieurs situations cliniques telles qu'une infection, une inflammation, une atteinte hépatique, et bien d'autres maladies.

1. Le risque de souffrir d'une thrombose veineuse après un vol de 4 heures en avion est estimé à 1 sur 4 600. Nous évoquerons

intervention chirurgicale. La grossesse est aussi un moment à risque de thrombose : on considère qu'une femme enceinte présente cinq fois plus de risques de faire une thrombose veineuse. Cette complication est due à des facteurs hormonaux et mécaniques, comme la compression des veines de la zone pelvienne par l'utérus. Elle peut survenir durant toute la grossesse, les facteurs biologiques primant au premier trimestre tandis que les facteurs mécaniques sont plus importants à la fin de la grossesse. Le post-partum est aussi à risque, principalement dans les jours qui suivent l'accouchement. La procréation médicalement assistée (PMA), pratique de plus en plus courante de nos jours, multiplie quant à elle par 4 le risque de thrombose. La prévention dans ce cadre impose des protocoles thérapeutiques afin d'éviter les risques d'hyperstimulation ovarienne sévère, qui peut entraîner une thrombose.

Il existe aussi des facteurs favorisants permanents qu'il faut prendre en considération, parmi lesquels l'âge, l'obésité, la présence de varices, ou encore certaines maladies liées à des troubles de la coagulation. Ainsi, le risque est de 1/10 000 avant 40 ans et de 1/100 au-delà de 75 ans. L'obésité majore quant à elle de 1,5 à 2 fois le risque de survenue d'une thrombose dans les suites d'une chirurgie. La présence de varices ou d'antécédents personnels de thrombose veineuse augmente elle aussi ce risque. Certaines maladies peuvent

---

par la suite les précautions à envisager en cas de vol prolongé, surtout si l'on présente des antécédents personnels de thrombose.

aussi favoriser des thromboses, c'est le cas des cancers[1] ou de maladies liées au sang comme la polyglobulie (augmentation du nombre de globules rouges) ou la thrombocytémie (augmentation du taux des plaquettes). De même, certaines anomalies biologiques héréditaires, comme celles liées à la coagulation, augmentent le risque de thrombose. On parle de thrombophilie[2] dans

1. Les patients présentant un cancer ont un risque multiplié par 3 d'avoir une thrombose veineuse. Le risque varie en fonction de la localisation du cancer, il est de 11 % pour les cancers colorectaux, de 14-15 % pour le poumon et l'estomac, et de 19 % pour le pancréas. Si le cancer est actif, c'est-à-dire non traité de manière curative, le risque de thrombose persiste, et nécessite la mise en route d'un traitement anticoagulant préventif. Il y a encore quelques années, le traitement ne pouvait s'envisager que par des injections d'héparine de bas poids moléculaire, mais aujourd'hui plusieurs études montrent qu'il est possible d'envisager, dans certaines conditions, une prévention par les nouveaux anticoagulants oraux. Les choses évolueront encore très certainement dans les années à venir.

2. La définition de la thrombophilie est avant tout une définition biologique. Il s'agit d'une anomalie constitutionnelle ou acquise de la coagulation pouvant être responsable d'un état d'hypercoagulabilité. Olav Egeberg en 1965 a été le premier à proposer ce terme dans sa publication du premier cas de déficit constitutionnel en antithrombine. D'autres mécanismes d'hypercoagulabilité ont été découverts par la suite et sont retrouvés chez près de 40 % des familles présentant des thromboses veineuses. Ce chiffre implique qu'il reste 60 % de patients présentant une histoire familiale de thrombose et qui n'ont aucune anomalie biologique connue. C'est pour cette raison que certains auteurs préfèrent une définition plus clinique que biologique, englobant ainsi les patients présentant des thromboses veineuses avant 50 ans ou des thromboses récidivantes, même lorsque les examens biologiques ne retrouvent aucune anomalie connue. Voir O. EGEBERG, « Inherited antithrombin deficiency causing thrombophilia », *Thrombosis et Diathesis Haemorrhagica*, 1965.

le jargon médical. Il s'agit principalement de déficits en protéines C et S, ou en cas de mutation des facteurs II et V de la coagulation. La recherche de ces anomalies biologiques sera d'autant plus importante chez des personnes jeunes, âgées de moins de 50 ans qui ont présenté un épisode thrombotique. La présence de certains anticorps dans la circulation sanguine, comme le syndrome des anticorps antiphospholipides (SAPL[1]), génère également un risque élevé de thrombose. La recherche de ce syndrome fait partie du bilan biologique réalisé en cas de thromboses récidivantes. Enfin, évoquons le risque lié à la prise d'un contraceptif œstro-progestatif, qui est multiplié par 3 à 5 ; une information à prendre en considération lorsqu'on est amené à utiliser la pilule comme moyen de contraception.

Contraception et risques de thrombose

Il existe quatre générations de contraceptifs œstro-progestatifs qui diffèrent par la nature du progestatif et le dosage en œstrogènes. Cette évolution pharmaceutique dans la conception des contraceptifs, qui s'est faite sur plusieurs décennies, avait pour objectif de réduire certains effets indésirables. Mais, il s'avère qu'elle a accru le risque de thromboses veineuses. De manière schématique, on peut dire que le risque est proportionnel à la génération du contraceptif. Il est 1 à 2 fois plus important pour les première et deuxième générations, et 3 à 5 fois plus importants pour les troisième

1. Plusieurs études montrent que la prévalence du SAPL est de 9 % chez les patients âgés entre 18 à 50 ans.

et quatrième générations. Cette constatation a poussé la Haute Autorité de santé (HAS) en 2012 à recommander de privilégier les contraceptifs de première et deuxième générations, qui présentent une efficacité comparable et un risque moindre sur le plan veineux. Rappelons que la prise d'un contraceptif doit être précédée d'un interrogatoire minutieux à la recherche d'antécédents personnels ou familiaux de thrombose qui justifieraient la réalisation d'examens de sang particuliers pour évaluer le type de contraception à proposer. Il reste évident que la prise d'un contraceptif, quelle que soit la génération, imposera d'éviter d'y associer d'autres facteurs de risque comme le tabac, qui risquerait de potentialiser les effets indésirables.

Comment traite-t-on la thrombose veineuse ?

Le diagnostic est confirmé par la réalisation d'une échographie Doppler qui visualise le caillot. Elle précise sa localisation, son diamètre et son étendue. Le principe du traitement est axé sur la prescription de médicaments anticoagulants associée au port d'une compression élastique. Il existe aujourd'hui une gamme étendue de molécules et de formes médicamenteuses. La prise en charge se fait à domicile dans une grande majorité des cas. Les nouvelles générations d'anticoagulants par voie orale[1] ont en effet simplifié les sché-

1. Il s'agit de la classe des AOD ou anticoagulants oraux directs. Il existe deux molécules qui ont une autorisation de mise sur le marché (AMM) en France pour la prise en charge des

mas thérapeutiques, apportant sécurité et confort aux patients. La durée du traitement varie entre 3 à 6 mois. Elle dépend de la localisation de la thrombose. S'agit-il d'une thrombose proximale (au-dessus du genou) ou distale (en dessous), sachant que les premières tendent à récidiver plus facilement que les secondes ? En outre, la durée du traitement dépend du contexte d'apparition de la thrombose : y a-t-il eu une circonstance favorisante ou non ? En effet, le risque de récidive est plus important en cas de thrombose non provoquée[1].

L'absence d'une cause pouvant expliquer l'apparition de la thrombose impose dans certains cas un traitement anticoagulant au long cours. Reste qu'une vigilance accrue s'impose lorsqu'on a présenté un premier épisode de thrombose, car il justifie un protocole préventif en cas de situations à risque (avion, immobilité prolongée, chirurgie) : l'incidence cumulée de récidive après 6 mois de traitement anticoagulant est de 30 % à 10 ans. Ce chiffre explique toute la complexité de l'arrêt du traitement anticoagulant après une thrombose, car laisser un malade sous anticoagulant prévient le risque de thrombose mais l'expose à un risque hémorragique

---

thromboses veineuses profondes. Il s'agit du Rivaroxaban, dont le nom commercial est Xarelto®, et de l'Apixaban, dont le nom commercial est Eliquis®. Les anciens médicaments anticoagulants oraux comme les anti-vitamine K, parmi lesquels le Sintrom®, la Coumadine® ou le Previscan®, sont de moins en moins utilisés, car ils imposent un régime alimentaire adapté (pauvre en vitamine K) ainsi qu'un contrôle biologique régulier pour vérifier si la posologie est suffisamment efficace.

1. On parle de thrombose idiopathique dans le jargon médical.

accru. Il existe plusieurs scores[1] qui apportent une aide dans la prise de cette décision, mais la prédiction reste tout de même difficile, avec des différences significatives entre hommes et femmes. Le suivi régulier des patients ayant présenté une thrombose reste une des options les plus fiables en matière de prévention.

1. Les scores les plus utilisés sont le HERDOO2 et le DASH.

Le HERDOO2 est évalué à travers 4 items et pour l'instant réservé uniquement aux femmes car dans l'étude Reverse qui l'a évalué, les hommes sont considérés, quel que soit le résultat du score, à risque de récidive trop élevé pour pouvoir interrompre leur traitement anticoagulant. Les femmes qui présentent un score HERDOO2 de 0 ou 1 sont à très faible risque de récidive (1,6 % par an) et peuvent interrompre leur traitement anticoagulant. Celles qui présentent un score supérieur ou égal à 2 ont un risque élevé (7,3 % par an) de récidive et ne peuvent donc arrêter le traitement.

– Symptômes du syndrome post-thrombotique : (hyperpigmentation, rougeur, œdème). Non (0) Oui (1)

– D-Dimères supérieurs à 250 µg/L : Non (0) Oui (1)

– Obésité (IMC ≥ 30 kg/m2) : Non (0) Oui (1)

– Âge ≥ 65 ans : Non (0) Oui (1).

Voir M. A. Rodger, D. Scarvelis, S. R. Kahn, P. S. Wells, D. A. Anderson, I. Chagnon, G. Le Gal, E. Gandara, S. Solymoss, E. Sabri, J. Kovacs, M. J. Kovacs, « Long-term risk of venous thrombosis after stopping anticoagulants for a first unprovoked event: A multi-national cohort », *Thrombosis Research*, juillet 2016.

Le DASH score est évalué à travers 4 items :

– D-Dimères augmentés un mois après l'arrêt des anticoagulants : 2 points

– Âge <50 ans : 1 point

– Sexe masculin : 1 point

– Thrombose sous contraception orale OP : – 2 points

Risque faible (3,1 %) de récidive si inférieur ou égal à 1.

Risque majoré (9,3 %) si supérieur ou égal à 2.

Séquelles de thrombose veineuse ou maladie post-thrombotique

Il arrive parfois que des séquelles persistent malgré le traitement bien conduit d'une thrombose veineuse. Cette situation peut avoir des conséquences très variables. Elle peut n'engendrer aucun retentissement hémodynamique, ou au contraire provoquer une altération définitive des parois de la veine atteinte. Cette dégradation pariétale génère un mauvais retour veineux qui se traduit par des douleurs résiduelles au niveau de la jambe malade. Elle peut présenter un œdème qui devient chronique avec une inflammation récurrente des tissus. L'ensemble de ces symptômes constitue la maladie post-thrombotique, dont les risques diminuent généralement avec une prise en charge précoce de la thrombose veineuse.

Il faut cependant rappeler que les risques dépendent aussi de la localisation du segment veineux atteint : ils sont plus importants en cas de thrombose sur les veines proximales situées au niveau de la cuisse ou bassin que sur les veines distales du mollet. Certaines études[1] évoquent ainsi 20 et 30 % de risque de mala-

1. S. R. KAHN, « The post-thrombotic syndrome: current knowledge, controversies, and directions for future research », *Blood Reviews*, 2002 ; P. PRANDONI *et al.*, « The long-term clinical course of acute deep venous thrombosis », *Annals of Internal Medicine*, 1996 ; J. S. GINSBERG, *et al.* « Prevention and treatment of postphlebitic syndrome: Results of a 3-part study », *Archives of internal medicine*, 2001.

die post-thrombotique chez les patients présentant une thrombose veineuse proximale. Elle survient dans les deux ans qui suivent l'épisode thrombotique, malgré un traitement bien conduit, et ses manifestations cliniques sont très variables. Les symptômes les plus fréquents évoquent ceux de l'insuffisance veineuse superficielle évoluée, tels que l'apparition de varices, de douleurs aux jambes, d'œdèmes ou gonflements, ou encore de troubles des tissus allant de la dermite ocre[1] à l'apparition de plaies chroniques appelées ulcères. Certains patients peuvent également présenter une tension douloureuse de la cuisse et du mollet à la marche, appelée claudication veineuse. Cette situation altère de manière significative la qualité de vie au quotidien. Dans les cas où l'occlusion d'une veine proximale[2] provoque une gêne fonctionnelle très invalidante, une opération peut être envisagée, après une étude très documentée de la situation. Ces interventions sont réalisées par des praticiens spécialisés dans ce genre de procédures. Il y a encore quelques années, la seule option possible était chirurgicale. Elle consistait à réaliser un pontage pour contourner le segment occlus. Cependant, depuis la généralisation des procédures de dilatation dans le domaine vasculaire, on propose des techniques de recanalisation spécifique des veines malades. Elles visent à dilater une veine rétrécie ou à la désobstruer grâce à la

---

1. Affection cutanée se manifestant généralement par une coloration brune de la peau sur la face interne des jambes.
2. Il s'agit généralement de veines fémorales ou iliaques (situées au niveau du bassin).

mise en place d'un stent, une petite prothèse en forme de ressort. Ces techniques sont couramment utilisées dans la prise en charge des maladies coronariennes ou dans les artérites des membres inférieurs, mais elles sont encore en cours d'évaluations en ce qui concerne les veines. Plusieurs types de stents spécifiquement adaptés à la morphologie des veines sont aussi en cours d'étude, et les résultats[1] de ces procédures sont de plus en plus encourageants.

Thromboses veineuses et voyages en avion

Le lien entre les voyages en avion et le risque de thrombose veineuse est décrit dans plusieurs études. Elles confirment qu'après un vol de plus de quatre heures, le risque de thrombose est important, notamment chez les personnes présentant des facteurs de risques veineux. Plusieurs mécanismes peuvent être à l'origine de cette complication après un voyage en avion. En premier lieu, il y a ce qu'on appelle la stase veineuse, c'est-à-dire la stagnation du sang dans les veines due à la position assise prolongée. Il faut évoquer aussi la durée du voyage : plus il est long, plus le risque est important. Cela vient de l'immobilité qui est accrue dans l'avion et de la pressurisation de la cabine qui entraîne un dessèchement de l'air, lui-même à l'origine d'une

1. S. RAJU, « Best management options for chronic iliac vein stenosis and occlusion », *Journal of Vascular Surgery*, avril 2013 ; « Ten Lessons Learned in Iliac Venous Stenting », *Endovascular today*, juillet 2016.

déshydratation qui rend le sang moins fluide. L'immobilité peut engendrer aussi une activation du phénomène de la coagulation et donc favoriser une agrégation des globules rouges dans le sang. De plus, la diminution de l'oxygène ambiant dans la cabine due à la baisse de la pression accentue le risque de thrombose veineuse. En 2007, l'Organisation mondiale de la santé (OMS) a publié les résultats de son projet de recherche sur les dangers des voyages dans le monde[1] et considère que le risque d'une thrombose veineuse est multiplié par deux environ après quatre heures de voyage et plus. Cette étude montre qu'il existe également un risque chez ceux qui voyagent en train, en bus ou même chez les automobilistes, s'ils restent assis sans bouger pendant plus de quatre heures. Il est donc recommandé de se lever fréquemment, quel que soit le mode de transport choisi.

Quelles sont les recommandations avant un vol en avion de plus de 4 heures ?

– Boire beaucoup d'eau durant tout le trajet.
– Ne pas boire d'alcool.
– Ne pas croiser les jambes.
– Se lever régulièrement.
– Effectuer des mouvements de flexion/extension ou de rotation des chevilles et des contractions des mollets. Il faut réaliser ces mouvements toutes les heures, surtout s'il est difficile de se lever durant le vol.

1. Il s'agit du projet WRIGHT : World Health Organization Research Into Global Hazards of Travel.

– Porter des chaussettes, bas ou collants de compression. On recommande une classe 1 en l'absence d'antécédent de thrombose veineuse et une classe 2 chez les personnes ayant déjà présenté un épisode de thrombose.

– La prise d'un médicament anticoagulant (injection ou par voie orale), 2 à 3 heures avant le vol, est couramment proposée par les médecins pour les personnes à risque très élevé de thrombose. Cette situation doit être l'objet d'une analyse approfondie du dossier du patient par le médecin traitant.

– Il peut être aussi recommandé la prise d'un médicament veinactif dans le but de réduire le gonflement des jambes et des chevilles qui apparaît fréquemment au cours d'un voyage en avion.

Les troubles de la microcirculation

La microcirculation est composée de petits vaisseaux disséminés dans les tissus entre les systèmes veineux et artériels. Elle est composée de capillaires qui font le lien entre les artérioles et les veinules. Les troubles de la microcirculation sont appelés acrosyndromes. Ils se manifestent généralement par des modifications de la couleur de la peau, tant au niveau des pieds que des mains. Ils peuvent entraîner de vives douleurs au niveau des extrémités, ainsi que des modifications de la température cutanée.

L'affection la plus fréquente de la microcirculation est le phénomène de Raynaud. Quand il est primitif, c'est-à-dire sans cause identifiée (ce qui est le cas le plus fréquent), on parle de maladie de Raynaud, qui apparaît le plus souvent chez des jeunes filles. À l'inverse, on emploie la dénomination de syndrome de Raynaud quand il est consécutif à une maladie auto-immune appelée connectivite. Il en existe différents types, parmi lesquels on retrouve le lupus[1], la polyarthrite rhumatoïde[2], la sclérodermie[3] et bien d'autres maladies rares. Ce syndrome apparaît plus souvent chez la femme après l'âge de 30 ans. Le phénomène de Raynaud en général (syndrome et maladie confondus) touche environ 13 % de la population. Il existe d'autres maladies de la microcirculation moins fréquentes, comme les acrocyanoses[4], qui touchent 7 % de la population, et 1 % pour les érythromélalgies[5].

---

1. Le lupus, plus exactement lupus érythémateux disséminé, est une maladie chronique, d'origine auto-immune et qui se manifeste par une éruption cutanée au niveau des joues, un syndrome de Raynaud, des douleurs articulaires, et différentes atteintes viscérales pouvant toucher le cœur, les poumons, les reins et même le système nerveux central.

2. La polyarthrite rhumatoïde est une maladie inflammatoire des articulations touchant généralement les mains et les pieds.

3. La sclérodermie est une maladie qui se caractérise par des fibroses de la peau et des articulations. Elles peuvent atteindre le tube digestif, les poumons, le cœur et les reins. Les signes les plus fréquents sont l'apparition d'un phénomène de Raynaud et de douleurs articulaires.

4. Il s'agit d'une maladie vasculaire bénigne affectant les extrémités : le bout des doigts et des pieds prennent une couleur violette (cyanosée). Cette maladie peut aussi affecter le nez et les oreilles. Les symptômes sont aggravés par le froid et l'humidité.

5. L'érythromélalgie est un syndrome rare, bénin mais très handicapant, dans lequel les petites artères (artérioles) de la peau se

Le phénomène de Raynaud est provoqué par la constriction de petits vaisseaux au niveau des doigts ou des orteils. Cette situation s'accentue lorsque les extrémités sont exposées au froid sans protection. Ainsi, lorsque la température baisse, les vaisseaux se contractent, entraînant une diminution de la vascularisation des extrémités. Les doigts ou les orteils peuvent subitement devenir blancs et froids avec une diminution de la sensibilité tactile. Cette phase dure en général quelques minutes mais peut persister jusqu'à une heure. À cette étape appelée syncopale (ou blanche), peuvent se succéder deux autres, la cyanique (ou bleue) et l'érythermalgique (ou rouge). Ces trois phases ne sont pas systématiques, elles peuvent ne pas se succéder. La cyanique est due à la stagnation du sang dans les veinules post-capillaires, qui donne un aspect bleu aux doigts durant habituellement quelques minutes. La phase érythermalgique, quant à elle, est liée à une reprise de la circulation au niveau des capillaires.

Hormis le phénomène de Raynaud, l'érythromélalgie et l'acrocyanose, il faut évoquer les engelures, qui représentent un trouble de la microcirculation plutôt rare. Mais on a constaté une recrudescence de cette pathologie au cours de l'épidémie récente de Covid-19. Nombre de praticiens ont décrit des lésions évoquant des pseudo-engelures au décours de l'infection par le Sars-Cov-2. Cette situation serait due à une surperformance

dilatent périodiquement, ce qui provoque une douleur brûlante, une peau chaude, un rougissement des pieds et, moins fréquemment, des mains.

de l'immunité innée, selon une étude menée par l'INSERM[1]. Le lien entre les lésions cutanées et le Sars-Cov-2 n'est pas démontré, mais elle est fortement suspectée. Reste qu'il s'agit d'affections dermatologiques sans aucune gravité et qui régressent sans séquelles en quelques jours ou quelques semaines dans la plupart des cas.

Revenons au phénomène de Raynaud et à la manière de l'explorer. On réalise dans ce but une capillaroscopie péri-unguéale. Il s'agit d'un examen réalisé au cabinet d'un médecin vasculaire, et qui consiste à observer les capillaires du bord d'un ongle à l'aide d'un microscope binoculaire. Les anses capillaires sont en effet parallèles au plan de la peau au niveau de l'ongle, ce qui permet d'avoir un accès privilégié sur la microcirculation. Les dispositifs actuels utilisés sont des capillaroscopes numériques équipés de capteur optique avec illumination par une lumière froide. L'analyse capillaroscopique est particulièrement intéressante pour dépister précocement une connectivite. Elle permet de visualiser l'aspect des capillaires : ont-ils une forme régulière ou présentent-ils un aspect en forme de boucle ? Les anses capillaires sont-elles dilatées ? Toutes ces anomalies évoquent une connectivite qu'il faut alors identifier par des examens plus spécifiques.

1. T. Hubiche, N. Cardot-Leccia, F. Le Duff, *et al.* « Clinical, Laboratory, and Interferon-Alpha Response Characteristics of Patients With Chilblain-like Lesions During the COVID-19 Pandemic », JAMA Dermatology, 2021.

Les autres causes de douleurs des jambes

Il est fréquent de voir des patients consulter en médecine vasculaire pour des douleurs aux jambes dont l'origine s'avère finalement sans lien avec des troubles circulatoires. On note, parmi les causes les plus fréquentes, des douleurs mécaniques ou rhumatologiques liées à une sciatalgie ou à l'état du canal lombaire. Il peut aussi s'agir de problèmes articulaires, tant au niveau de la hanche que du genou ou de la cheville. Les douleurs peuvent avoir une origine neurologique ou être liées à une artérite, qui est une autre atteinte circulatoire. Il faut également évoquer le syndrome des jambes sans repos[1] (SJSR) dont la symptomatologie douloureuse peut être similaire à celle de l'insuffisance veineuse superficielle.

Le syndrome des jambes sans repos

Voilà en effet un drôle de nom pour un syndrome. Il se caractérise par un inconfort dans les jambes, une gêne, voire des picotements, ou encore des sensations de brûlure, dont l'intensité varie d'une personne à l'autre. Ces ressentis désagréables surviennent au repos et sont partiellement soulagés en bougeant les jambes. Pendant des années, les patients souffrant de

1. Voir le questionnaire p. 198, qui permet d'orienter le diagnostic de syndrome des jambes sans repos.

ce syndrome attribuaient faussement leur symptomatologie à un problème veineux et essayaient toutes sortes de traitements pour la circulation, sans effet notable. Il était de toute façon illusoire d'espérer un quelconque soulagement de douleurs d'ordre neurologique par le biais de médicaments agissant sur la circulation. La cible est en effet différente. Le mécanisme physiopathologique du syndrome des jambes sans repos est lié à un trouble de la sécrétion en dopamine. Il s'agit d'un neuromédiateur qui permet aux fibres nerveuses de communiquer entre elles et de réguler la conduction neuromusculaire.

Ce syndrome est fréquent, puisqu'il touche 10 % de la population de façon légère ou modérée. Il peut de surcroît être très sévère dans 3 % des cas. Le contexte d'apparition des douleurs est caractéristique. Elles sont présentes plutôt la nuit ou au repos, donnant une envie impérieuse de bouger les jambes. Parfois, cette situation impose au patient de se lever de son lit et de marcher, jusqu'à entraîner des insomnies successives qui génèrent une fatigue importante et des troubles de l'humeur. Dans la majorité des cas, on ne retrouve pas de cause à ce syndrome. On dit qu'il s'agit d'une forme primaire. Il existe des formes secondaires qui sont consécutives à une carence en fer, ou dans certaines maladies chroniques comme le diabète ou une insuffisance rénale. La fibromyalgie et des maladies rhumatologiques comme la polyarthrite rhumatoïde peuvent être des circonstances favorisantes du syndrome des jambes sans repos. Il existe aujourd'hui un traitement dopaminergique spécifique[1] qui est prescrit par des médecins neurologues quand l'atteinte est considérée comme sévère[2]. Il change radicalement le confort de vie des patients qui en souffrent, car la mise en route du traitement apporte un soulagement assez spectaculaire. Les patients retrouvent le sourire et expliquent qu'ils peuvent de nouveau dormir. La mise en place de ce type de traitement médicamenteux peut également se concevoir comme un test qui vise à confirmer le diagnostic quand l'analyse des symptômes n'est pas aussi équivoque. De petits exercices d'étirements avec des auto-massages des jambes le soir peuvent enfin apporter un soulagement en complément du traitement médicamenteux. Dans tous les cas, il ne faut pas hésiter à en parler à son médecin traitant.

Qu'est-ce que l'artérite ?

L'artérite ou artériopathie oblitérante des membres inférieurs est une maladie qui entraîne un rétrécissement progressif des parois artérielles, pouvant évoluer jusqu'à leur oblitération. Elle touche 20 % de la population de plus de 65 ans avec une prédominance masculine. Elle se manifeste par des douleurs qui apparaissent à la marche, obligeant le patient à s'arrêter

1. Il s'agit du pramipexole (Sifrol®) et du ropinirole (Adartrel®) qui sont prescrits en première intention. L'Oxsynia LP®, un antalgique opiacé, est proposé en cas d'échec des médicaments dopaminergiques.

2. L'évaluation de la sévérité des troubles se fait à travers le questionnaire p. 198.

régulièrement. Le périmètre de marche se réduit au fur et à mesure de l'aggravation de l'atteinte artérielle. Le tabagisme, l'hypercholestérolémie ou le diabète sont des facteurs prédisposant de l'artérite. Le diagnostic est confirmé par la réalisation d'une échographie Doppler des artères des membres inférieurs. En fonction de l'importance des lésions et du retentissement, il pourra être proposé la réalisation d'une angioplastie avec pose de stents pour dilater une artère occluse. Quand les procédures de dilatation ne sont pas possibles, une chirurgie visant à réaliser un pontage est envisagée. L'arrêt du tabac et la prise en charge des facteurs de risque vasculaire (hypertension artérielle, dyslipidémies[1], diabète...) seront indispensables pour éviter que la maladie continue d'évoluer.

Les crampes

Les crampes correspondent à des contractions musculaires involontaires qui sont le plus souvent localisées au niveau des mollets. Elles sont d'intensité variable et peuvent durer de quelques secondes à quelques minutes. Il persiste parfois un fond douloureux qui disparaît au fur et à mesure. Les crampes sont le plus souvent bénignes. On parle de crampes nocturnes quand elles apparaissent au repos au cours de la nuit. Elles peuvent également survenir chez le sportif au cours d'un effort physique intense. Les crampes ont souvent

1. Anomalies dans la répartition des lipides dans le sang.

des origines mixtes liées à des troubles métaboliques combinées à des problèmes circulatoires. Les désordres électrolytiques apparaissent notamment au cours d'une déshydratation ou en cas de variations de la concentration d'oligoéléments comme le magnésium et le potassium. Une insuffisance veineuse superficielle peut aussi favoriser l'apparition de crampes au repos. Si les symptômes deviennent trop récurrents ou qu'ils apparaissent à la marche de façon quasi systématique, il devient nécessaire d'en parler à son médecin traitant.

Conseils et traitements proposés

Mon régime alimentaire antidouleur

Le régime alimentaire antidouleur est axé sur une augmentation de la ration protéique. Il faut privilégier les aliments riches en vitamine C et E ou encore en oligoéléments. Les protéines sont nécessaires à la production des fibres de collagène qui renforcent les parois veineuses. L'apport journalier recommandé est de 1 g/kg, soit par exemple 50 g de protéines pour une personne qui pèse 50 kg. À titre d'exemple, on trouve environ 30 g de protéines dans 100 g de viande hachée ou de blanc de poulet. Ne pas oublier que les protéines végétales peuvent être une bonne option si l'on ne souhaite pas manger de viande : ainsi, 100 g de graines de soja ou de graines de courge contiennent une trentaine de grammes de protéines. De même, les noix, les amandes et les pois chiches contiennent une vingtaine de grammes pour 100 g d'aliments. Le quinoa et le son d'avoine peuvent être aussi une source de protéines végétales. Parmi les fruits et légumes, les poivrons rouges, les tomates et les agrumes sont fortement recommandés pour leur teneur en vitamine C. Les agrumes doivent être consommés avec la fine chair blanche qui recouvre leurs quartiers. Elle est en effet riche en substances veino-actives, comme la rutine et la quercétine, qui soulagent la douleur veineuse. Les épinards, choux verts et asperges sont quant à eux conseillés pour leur teneur en vitamine E, ainsi que l'oignon et l'ail pour leur forte concentration en sélénium et en composant soufré. Ils sont également riches en vitamine C et E. Les fruits rouges sont recommandés pour leur teneur en flavonoïdes, qui agissent particulièrement sur la douleur veineuse. On conseille également les aliments riches en oligoéléments comme le zinc (huîtres, foie de veau) qui renforcent la paroi veineuse. Il faut aussi privilégier les aliments riches en calcium, parmi lesquels les produits laitiers, les légumes verts, ou des fruits comme les cassis ou le kiwi. D'autres oligoéléments sont recommandés, comme le cuivre que l'on trouve dans les bananes, les avocats, les raisins, ou encore le magnésium que l'on retrouve dans le chocolat et les fruits secs. Enfin, la consommation d'oméga-3 est conseillée car elle a des effets favorables sur l'ensemble du système circulatoire. Il existe des oméga-3 d'origine végétale et marine. Les premiers sont présents dans les huiles de colza, de noix, de soja, mais aussi dans les margarines qui contiennent ces huiles végétales, tandis qu'on trouve les seconds dans les poissons gras tels que le maquereau, le hareng, ou le saumon.

Huiles essentielles

Les huiles essentielles sont des substances actives extraites d'une plante de diverses manières. Le plus souvent, on utilise un procédé de distillation qui consiste à faire passer de la vapeur d'eau à travers la matière végétale sélectionnée. Il peut s'agir d'une tige, d'une feuille ou d'une écorce que l'on va placer dans un alambic. Ce procédé provoque la libération des extraits actifs de la plante sous forme volatile. Ils sont ensuite dirigés vers un système de refroidissement qui provoque leur liquéfaction. On utilise un système d'extraction à froid pour les agrumes ou les fruits à coque.

Plusieurs huiles essentielles peuvent être utiles en cas de douleurs d'origine circulatoire, notamment celles de lavande, cyprès, citron, pamplemousse, romarin, de rose, lentisque pistachier, cèdre ou encore menthe poivrée. Elles peuvent être mélangées à de l'huile d'amande douce ou à une crème hydratante avant de les appliquer sur la peau pour effectuer un massage de la plante des pieds vers le haut des jambes. Il est important de rappeler que les huiles essentielles doivent être évitées chez les femmes enceintes, les enfants et les personnes présentant des troubles épileptiques et de l'hypertension artérielle.

Plantes actives sur la circulation

On les retrouve dans toutes les compositions des médicaments veinactifs. Ces plantes sont particulièrement recommandées pour soulager la douleur veineuse. Il s'agit du cyprès, du ginkgo biloba, le gotu kola ou centella asiatica, de l'hamamélis, du marron d'inde et de la vigne rouge.

Le cyprès est une plante donnant naissance à des bourgeons en forme de noix qu'on appelle cônes et qui sont cueillis avant maturité. Ils sont utilisés pour soulager les jambes lourdes soit sous forme d'infusion, soit localement, sous forme d'huile essentielle. En tisane, on laisse infuser 20 g de cônes dans un litre d'eau pendant 10 minutes.

Le ginkgo biloba : il s'agit d'une plante qui contient des flavonoïdes et des lactones terpéniques (ginkgolides-bilobalides) qui améliorent la circulation sanguine par une action vasodilatatrice. Il existe en vente libre des gélules à base d'extrait de ginkgo standardisé titré à 24 % de flavonoïdes et 6 % de ginkgolides-bilobalides associés à de l'heptaminol et de la troxurétine sous l'appellation de Ginkor fort® des laboratoires Tonipharm. Il existe d'autres formes avec exclusivement du ginkgo comme Phytostandard Ginkgo biloba, ou encore chez différents laboratoires dans une autre indication comme celle des troubles cognitifs des personnes âgées, en raison des vertus bénéfiques de la plante sur la mémoire.

Le gotu kola est plus connu sous l'appellation centella asiatica, plante originaire d'Asie dont les propriétés médicinales sont connues depuis très longtemps. Elle permet aussi d'améliorer les fonctions cognitives et de diminuer les troubles liés à l'anxiété. Plusieurs études ont montré son intérêt dans les troubles veineux, améliorant la circulation de retour. Plusieurs laboratoires proposent des gélules d'extraits standardisés de gotu kola. On recommande 60 à 100 mg, 1 à 2 fois par jour.

L'hamamélis est un petit arbuste dont les feuilles sont utilisées pour améliorer la circulation. Elles contiennent de la rutine, de la famille des flavonoïdes et de la vitamine P. On peut en préparer des tisanes en infusant 30 g de feuilles dans une tasse d'eau. Le laboratoire Arkopharma propose des gélules d'hamamélis dosées à 290 mg, dont on recommande 1 à 3 gélules par jour. La célèbre Jouvence de l'Abbé Soury contient 64 mg d'hamamélis par comprimé ou 191 mg par cuillère à café.

Le marron d'Inde : ses extraits contiennent de l'escine, une saponine efficace à tous les stades de la maladie veineuse. On en trouve en solution buvable en gouttes appelée intrait de marronnier d'Inde (extrait sec alcoolique titré à 2 % en aesculosides) ou sous forme de gélules dosées à 275 mg (Arkogélules Marronnier d'Inde) ou à 200 mg (Elusanes marronnier d'Inde).

La vigne rouge : ses feuilles ont des effets bénéfiques sur la circulation grâce à la présence de flavonoïdes (comme la quercétine), d'oligomères procyanidoliques[1] (OPC) et de composés phénolés appelés resveratrol. Elle peut être utilisée soit en application locale soit par voie interne, sous forme de tisane ou de gélules.

Médicaments veinactifs

Les médicaments veinactifs correspondent à l'ensemble des molécules utilisées pour traiter les symptômes de la maladie veineuse. Ils sont également appelés veinotoniques, veinotropes ou phlébotoniques. Ils sont efficaces tant sur la douleur que sur les œdèmes liés à l'insuffisance veineuse superficielle[2]. Ils sont issus pour

1. Molécules naturelles très répandues, intéressantes pour leurs propriétés antioxydantes.

2. L'organisation Cochrane, structure internationale indépendante, conclut en 2016, à l'issue d'une synthèse méthodique de très nombreuses études sur cette classe médicamenteuse, qu'elle est efficace sur la douleur et sur l'œdème. Cochrane rappelle que la plupart des études sont anciennes. Elles sont de faible qualité méthodologique, avec d'importants risques de biais. Deux réunions de consensus, en 2005 et 2008, sous les auspices de différentes sociétés scientifiques américaines et européennes de pathologie vasculaire, avaient déjà recommandé le recours à cette classe médicamenteuse. De son côté, la Société européenne de chirurgie vasculaire et endovasculaire conseille aussi le recours à ces médicaments dans le traitement de l'œdème, de la douleur veineuse ainsi que dans le traitement des ulcères. Elle mentionne que les niveaux de preuve proviennent d'études aux résultats contradictoires mais allant globalement dans la direction d'un effet favorable. Voir M. J. MARTINEZ-ZAPATA, R. W. VERNOOIJ, S. M. URIONA TUMA, *et al.*, « Phlebotonics for venous insufficiency », *Cochrane Database of Systematic Reviews*, 2016 ; C. WITTENS, A. H. DAVIES, N. BÆKGAARD, *et al.*, « Editor's Choice Management of chronic

la plupart de plantes actives sur la circulation que nous avons évoquée précédemment, hormis une classe dont l'origine est synthétique.

Ces médicaments ont été souvent critiqués, notamment en 2008, date à laquelle ils ont été déremboursés par la Sécurité sociale, qui a considéré que leurs effets thérapeutiques étaient insuffisants. Plusieurs laboratoires ont d'ailleurs suspendu leurs productions avec un retrait définitif de leurs molécules. Il ne reste aujourd'hui qu'une vingtaine de médicaments disponibles contre plus de quatre-vingts molécules différentes que comptait cette classe médicamenteuse. Il n'est pas utile d'alimenter cette ancienne polémique, mais il est indéniable que les critiques formulées à l'encontre de ces médicaments sont avant tout d'ordre comptable ou idéologique. Elles peuvent être aussi le reflet des jugements trop hâtifs, souvent prononcés par des praticiens non confrontés à la pratique de la médecine vasculaire. Il suffirait de constater combien de personnes se disent soulagées par cette classe médicamenteuse pour envisager un discours plus constructif à leur égard. Il existe schématiquement quatre types de médicaments veinactifs qui agissent sur la douleur veineuse : les benzopyrones (coumarine associée à des flavonoïdes[1]), les saponines (ruscus-Cyclo3®), les autres substances issues

venous disease: clinical practice guidelines of the European Society for Vascular Surgery (ESVS) », *European Journal of Vascular and Endovascular Surgery*, 2015.

1. En France, on retrouve la coumarine dans l'Esbériven fort® et les flavonoïdes dans le Daflon® (Fraction flavonoïque micronisée purifiée et hespéridine) ou dans le Rhéoflux® et Veinamitol® (Troxurétine).

des plantes (anthocyanes, ginkgo biloba, centella asiatica, les OPC-oligomères procyanidoliques) et les molécules de synthèse comme le dobésilate de calcium (Doxium®) et la naftazone (Etioven®). Il reste préférable, malgré leur déremboursement, d'éviter l'automédication : mieux vaut en parler à votre médecin pour qu'il vérifie la bonne indication et leur innocuité à votre égard.

Prescriptions homéopathiques

Il existe une préparation homéopathique à base de plusieurs principes actifs qui soulage la douleur veineuse. Il s'agit de l'hamamélis composé des laboratoires Boiron, dont les ingrédients sont : *Hamamelis virginiana* 3 CH, *Anemone pulsatilla* 3 CH, *Echinacea angustifolia* 3 CH, *Acidum fluoricum* 3 CH, Tussilago farfara 3 CH, *Corylus avellana* 3 DH, *Aesculus hippocastanum* 3 DH. La posologie recommandée est de 5 granules, trois fois par jour.

On recommande également l'*Aesculus hippocastanum* et le *Lachesis muta*. Ces deux préparations homéopathiques soulagent la douleur veineuse.

Pour l'*Aesculus hippocastanum*, on recommande 5 granules en 5 CH, trois fois par jour. On peut y associer la prise de gouttes en basses dilutions, en 3 DH ou 6 DH, diluées dans de l'eau, trois fois par jour, et pour le *Lachesis muta* en dilution moyenne de 7 CH ou 9 CH à raison de 3 granules, trois fois par jour en cas de fortes douleurs.

Contention ou compression élastique ?

La contention ou la compression médicale sont les termes employés pour désigner les bas, collants, chaussettes ou bandes utilisés dans le traitement de la douleur veineuse. Ce type de soin est utilisé depuis l'Antiquité pour traiter et soulager les plaies des jambes. Le prophète Isaïe évoquait déjà, dans ses écrits consignés dans la Bible, la façon dont les plaies étaient prises en charge à son époque. Il expliquait de manière allégorique que la situation de son peuple était comparable à « des plaies qui ne sont ni nettoyées, ni pansées, ni adoucies par l'huile[1] ».

Nettoyer, panser et adoucir, tels sont des principes de soins des plaies que nous appliquons encore aujourd'hui. Si les bandages décrits dans la Bible ou dans les œuvres d'Hippocrate et de Galien sont rigides, de nos jours la majorité des bandes sont élastiques et les orthèses sont adaptées à la morphologie des jambes.

L'approche physiopathologique actuelle de la contention-compression nous amène à concevoir que l'effet souhaité est de contrebalancer l'hyperpression veineuse que l'on retrouve au niveau des chevilles en cas de maladie veineuse. Si l'hyperpression perdure, elle accentuera les symptômes douloureux et l'apparition de ses complications. Il faut d'ailleurs rappeler que la pression veineuse est minimale en position couchée, soit

1. Isaïe 1,6.

autour de 12 à 18 mm Hg. Elle passe en position assise à 56 mm Hg et en position debout à 85 mm Hg. Elle se réduit à la marche pour être aux alentours de 25 mm Hg. On parle d'hyperpression veineuse quand la pression distale à la marche augmente et passe au-dessus de 30 à 50 mm Hg. Ces chiffres rappellent l'intérêt de la marche, dont les effets peuvent toutefois s'avérer insuffisants en cas de maladie veineuse évoluée.

Attardons-nous quelques instants sur la différence entre le concept de contention et de compression. Il y a encore quelque temps, les médecins français distinguaient les deux, ou de manière générale n'employaient que le terme de contention pour désigner l'ensemble des orthèses utilisé dans la maladie veineuse. Cette distinction, aujourd'hui n'existe plus : on parle exclusivement de compression. Pourquoi ce changement ? Avons-nous cédé à la tentation de l'uniformisation anglo-saxonne qui n'a pas d'équivalent pour le terme de contention, ou s'agit-il réellement d'une évolution vers une terminologie plus adaptée ?

Commençons par rappeler la différence entre contention et compression. La compression se définit comme une force active exercée par une orthèse élastique sur les membres inférieurs au repos et à l'effort. Ainsi, la pression exercée est permanente. La contention, quant à elle, est une force passive exercée par une orthèse rigide ou semi-rigide qui n'a pas d'incidence au repos mais qui est réellement présente à l'effort. Ainsi, cette dernière permet de « contenir » le membre à l'effort, car l'orthèse rigide s'oppose à l'hypertrophie du muscle lors de sa contraction musculaire. La contention est donc plutôt indiquée afin de réduire un œdème qui apparaît à l'effort ou au cours de certains protocoles dans la prise en charge d'un ulcère veineux. Elle se fait par l'application de bandages non élastiques.

La terminologie de compression médicale, à propos des bas, collants ou chaussettes, est donc plus adaptée dans le traitement de l'insuffisance veineuse superficielle, si l'on souhaite que l'action exercée soit permanente. Les fibres élastiques utilisées par la plupart des fabricants permettent en effet d'obtenir un effet de compression sur les masses musculaires au repos et à l'effort qui diminue la pression veineuse en augmentant la vitesse du flux du retour veineux.

Quel que soit le choix de compression, il faut absolument qu'elle soit adaptée à la morphologie du patient. Pour cela, le pharmacien qui délivre le bas ou le collant doit prendre certaines mesures : le périmètre de la cheville et la hauteur de la jambe. Elle doit être essayée en cabine avant d'être achetée afin que le pharmacien s'assure que le collant ou le bas délivré correspond aux mesures prises. En cas de morphologie atypique, certains fabricants peuvent confectionner une compression surmesure. Les bas, collants ou chaussettes de compression sont remboursés par la Sécurité sociale. Il faut veiller à les renouveler car après un certain nombre de lavages successifs (en moyenne une soixantaine), ils perdent leur élasticité et donc leur efficacité. Certaines personnes, notamment âgées, éprouvent des difficultés à les enfiler à cause de certaines déformations orthopédiques ou tout simplement par manque de force dans les mains ; il existe des systèmes d'aide d'enfile-bas que l'on peut conseiller dans ce type de situation. Les bandes peuvent également constituer une alternative intéressante.

Les différentes classes de compression

Il existe quatre classes qui varient en fonction de la pression exercée au niveau des jambes. Le médecin prescripteur choisira le degré en fonction de l'état veineux et de son retentissement fonctionnel.

Classe 1 : Il s'agit d'une pression comprise entre 10 à 15 mm Hg. Elle est conseillée en cas de jambes lourdes, de voyages de durée moyenne (entre trois et six heures), ou dans les cas de varices débutantes. Elle est également recommandée en cas de travail en station debout ou assise prolongée si elle génère des douleurs.

Classe 2 : Il s'agit d'une pression comprise entre 15 à 20 mm Hg. Elle est proposée en cas de varices constituées, ou dans les suites d'une chirurgie ou d'une injection sclérosante. Elle est également proposée en cas d'œdèmes d'origine veineuse ou dans la prévention des thromboses. Elle est conseillée lors de longs voyages en avion (de plus de six heures).

Classe 3 : Il s'agit d'une pression comprise entre 20 à 35 mm Hg. Elle est conseillée en cas de varices importantes, ou dans les lymphœdèmes, mais aussi en cas de troubles trophiques[1] à type d'ulcères ou de dermite évoluée.

1. Les troubles trophiques correspondent à un stade très évolué de l'insuffisance veineuse superficielle. Ils se caractérisent par une atteinte de la peau et des tissus sous-cutanés avec apparition

Classe 4 : Il s'agit d'une pression supérieure 35 mm Hg. Elle est proposée en cas de troubles trophiques importants, mais elle a l'inconvénient d'être difficilement tolérée. On peut obtenir ce degré de pression en superposant deux orthèses de classe 2, ce qui facilite son enfilage.

Semelles de confort

Le pied est composé de veines superficielles et d'un réseau de veines profondes plantaires médiales et latérales. Le sang est ainsi projeté vers le haut lors de l'appui du pied sur le sol au cours de la marche. Les veines du pied constituent la première étape de la remontée du sang vers le cœur. Le relais est ensuite pris par la pompe musculaire du mollet à travers la contraction des muscles jumeaux et soléaires. Ainsi, on comprend aisément l'importance de conserver une statique normale du pied en cas de troubles veineux. Il existe des semelles de confort conçues pour activer la circulation en majorant l'effet de la pompe veineuse plantaire. Ils peuvent contribuer à apaiser les douleurs de jambes. Il existe plusieurs modèles vendus librement en pharmacie (Venoped de Sigvaris, ActivGel de Scholl…).

---

d'une pigmentation (dermite ocre) et d'un aspect de dermite et d'hypodermite qui expose à des risques de plaies ouvertes, qu'on appelle ulcères de jambes.

Les petits soins à réaliser à la maison

Il existe un grand nombre de petits gestes simples à réaliser chez soi qui ont de véritables effets antalgiques sur la douleur veineuse. Le classique jet d'eau froide et les bains de pieds aux plantes font partie de ces gestes recommandés.

Jet d'eau froide

Tous les soirs, pendant dix minutes, passez un jet d'eau avec votre douchette sur vos jambes, en remontant des pieds aux genoux. N'hésitez pas à varier les types et la force des jets, afin d'améliorer l'effet de drainage, notamment au niveau de la face interne des chevilles. En période estivale, il ne faut pas hésiter à remonter jusqu'aux cuisses.

Bain aux plantes

Laissez infuser dans une bassine d'eau deux sachets d'infusion à base de camomille. Attendez que la préparation refroidisse et ajoutez des glaçons. Une fois que la préparation est prête, laissez tremper vos pieds jusqu'aux chevilles pendant quinze minutes. Séchez-les ensuite avec soin. Pensez à bien hydrater vos jambes en les massant avec votre crème hydratante habituelle.

Ma gym antidouleur

Commençons par rappeler que l'activité physique est essentielle dans la prise en charge de la douleur veineuse. On peut d'ailleurs constater que l'incidence de la maladie veineuse dans les études épidémiologiques confirme que le manque d'activité physique explique les variations au sein de populations données. La marche à elle seule est déjà un bon moyen de faire fonctionner la pompe musculaire du mollet qui active le retour veineux. Elle est aussi le moyen de se reconnecter avec soi-même, comme l'expliquait l'écrivain et parolier Jacques Lanzmann[1], qui disait : « Si tu veux te trouver, commence par te perdre. » Cette conception *du plus grand marcheur des lettres contemporaines*, comme aimait le surnommer Michel Tournier, se retrouve dans la pensée de Rabbi Nahman de Braslav[2] qui affirme : « Ne demande jamais ton chemin à celui qui le connaît, tu risquerais de ne pas t'égarer. »

1. Jacques Lanzmann (1927-2006) est un écrivain et parolier. Il s'est passionné pour la marche et relate les récits de ses expéditions dans ses écrits. J'ai été marqué par l'une d'entre elles, qu'il effectue en 1983 sur les traces de Moïse dans le désert du Néguev. Il parcourt 700 km en 24 jours pour rejoindre le Djebel Moussa, identifié comme le mont Sinaï dans la tradition byzantine. Franck Ferrand raconte ce périple au cours d'un enregistrement audio pour le Pèlerin magazine : https://www.lepelerin.com/chemins-pelerinages/pelerins-dans-lame/jacques-lanzmann-le-randonneur-de-lextreme/

2. Nahman de Braslav (1772-1810), rabbin, penseur, conteur, auteur prolixe, dont les récits ont probablement influencé Franz Kafka et la littérature hébraïque contemporaine.

Marcher, c'est aller avec soi sans autre recours que ses jambes et sa tête, selon Lanzmann, une façon de rétablir une harmonie du corps et de l'esprit. Il faut, pour cette double raison, organiser un vrai programme quotidien de marche. On recommande environ 10 000 pas par jour, soit l'équivalent de 8 km. Les smartphones actuels sont pour la plupart équipés d'une application qui évalue le nombre de pas journalier. Une fois ce programme de marche mis en place, on peut y ajouter divers exercices que constitue la gym antidouleur. Elle s'organise autour d'exercices respiratoires et musculaires à effectuer deux fois par semaine.

Les exercices respiratoires

En position assise

Assis(e) le dos bien droit, posez une main sur le thorax et une autre sur le ventre. Inspirez, vous sentirez la main sur votre thorax s'élever et celle qui est sur votre ventre restera immobile. Expirez par la bouche tout en contractant vos muscles abdominaux. La main posée sur votre ventre va cette fois bouger, alors que l'autre va rester presque immobile. Répétez 20 fois cet exercice.

En position allongée

Allongé(e) sur le dos, les mains posées au sol, levez les jambes jointes en inspirant et en expirant. Répétez 20 fois cet exercice.

Les exercices musculaires

En position debout

Debout, pieds nus, mettez-vous sur la pointe des pieds et redescendez rapidement. Faites une série de 20.

En position assise

Assis(e) le dos bien droit, faites des mouvements de flexion et d'extension des chevilles. Faites une série de 20.

En position allongée

Allongé(e) sur le dos, surélevez les jambes en faisant une série de 20 mouvements de battements, de 20 mouvements de ciseaux, et de 20 mouvements de pédalage.

Toujours allongé(e) sur le dos, les jambes levées à 90°, faites des mouvements de rotation des chevilles, de flexion-extension des chevilles et des orteils, par série de 20.

Massages antidouleur

On oublie trop souvent les vertus d'un bon massage, de la puissance du toucher, selon l'expression de Marie-Claire Zimbacca[1]. Il faut prendre le temps de se masser

1. Marie-Claire Zimbacca, *La puissance du toucher, une nouvelle approche du massage*, Paris, Éd. du Dauphin, 2005, rééd. 2013.

les jambes ou de faire appel à un bon thérapeute. Il s'agit là d'un véritable soin pour soulager la sensation de jambes lourdes qui agit tant sur la douleur organique que sur les tensions psychiques ayant tendance à accentuer l'inconfort et le ressenti au niveau des jambes. Il faut procéder par des effleurements circulaires en insistant délicatement sur les zones douloureuses.

Il existe également de nombreux gels ou crèmes « jambes lourdes » que l'on peut trouver en pharmacie ou parapharmacie. Il vaut mieux choisir une gamme qui contient du menthol, de la menthe poivrée ou du camphre, qui ont une action réfrigérante apportant une sensation de légèreté. N'hésitez pas à les conserver au réfrigérateur afin d'accentuer cet effet fraîcheur. Il est également préférable de choisir un produit contenant plusieurs principes actifs dont l'association contribuera à améliorer l'efficacité par un effet synergique. Les formes sprays et mousses sont très agréables et faciles d'application.

Vous pouvez aussi réaliser votre propre préparation avec des ingrédients que vous trouverez sans aucun doute dans votre cuisine. Pressez par exemple deux à trois citrons. Ajoutez trois gousses d'ail et quelques feuilles de menthe. Rajoutez si vous en avez deux cuillerées d'huile de pépins de raisin. Laissez macérer une journée au réfrigérateur. Agitez bien votre préparation et appliquez-la en massage doux sur vos jambes, du bas vers le haut, en faisant des mouvements circulaires.

La cryothérapie a-t-elle une indication ?

La cryothérapie consiste à appliquer du froid sur une zone ou sur le corps entier. Cette technique est très en vogue chez les sportifs de haut niveau. Ils l'utilisent pour prévenir ou traiter les douleurs musculaires. Elle semble agir en réduisant les courbatures. Elle permettrait également une meilleure récupération après effort. Il n'existe toutefois pas d'études permettant de préciser les indications sur les troubles veineux, mais la vasoconstriction générée par le froid pourrait avoir un effet bénéfique sur la sensation de jambes lourdes.

Les soins en thalassothérapie

Il existe de nombreuses cures « jambes lourdes » dans tous les centres de thalassothérapie. Parmi les soins proposés, le parcours de marche en piscine a un bon effet sur le retour veineux. Il s'effectue sur un sol formé de galets qui permet d'agir sur les veines plantaires, activant ainsi la première pompe veineuse des jambes. Les muscles des membres inférieurs sont sollicités ensuite par les mouvements réalisés au cours de la marche dans le bassin. Citons aussi tous les soins basés sur l'application d'algues ou de boue marine. Certains centres proposent aussi des enveloppements réfrigérés des jambes avec des tissus imbibés de camphre. Les massages sous affusion et les bains hydromassants sont également une bonne façon d'améliorer la circulation mais il faut faire attention à la température de l'eau. Ces cures doivent être l'occasion de nager ou de faire de la gymnastique aquatique. Vous l'aurez compris, tous les soins dans l'eau sont bénéfiques pour activer le retour veineux.

J'AI LES JAMBES GONFLÉES

Programme anti-gonflement

> La douceur allège la peau, disparaît dans la texture même des choses, de la lumière, du toucher, de l'eau. Elle règne en nous par de minuscules brisures de temps, donne de l'espace, enlève leurs poids aux ombres.
>
> ANNE DUFOURMANTELLE,
> *Puissance de la douceur*

Ce second programme est centré autour de la prise en charge de la sensation de gonflement. Les patients décrivent des jambes qui enflent au fur et à mesure de la journée ou qui sont continuellement enflées.

On parle d'œdème quand il y a une accumulation d'eau dans les tissus sous-cutanés, mais les patients emploieront plus couramment l'expression de rétention d'eau. Cette divergence est révélatrice de la différence entre le langage médical et celui utilisé par le patient pour décrire ce qu'il éprouve. Les médecins tenteront de déterminer au cours de la consultation s'il s'agit bien d'un œdème et tendront à minimiser le ressenti du patient. Or, il est inconcevable d'occulter la plainte et le vécu corporel du patient : celui-ci doit être entendu et intégré dans les mesures entreprises par le médecin pour évaluer la situation, d'autant que les œdèmes sont souvent intermittents, et que l'état clinique au cours de la consultation ne préjuge pas d'une situation figée. Cela rend d'autant plus indispensable la prise en considération du ressenti du patient.

Commençons par évoquer le rôle de l'eau dans notre organisme en rappelant qu'elle est le principal constituant du corps. On en retrouve dans toutes nos cellules. La quantité moyenne d'eau contenue dans un organisme adulte est de 60 %, ce qui correspond à environ 45 litres d'eau pour une personne de 70 kg. La plus grande part (2/3 en moyenne) de l'eau de l'organisme siège à l'intérieur des cellules (milieu intracellulaire). Le reste (1/3) est contenu dans le sang et la lymphe, et circule en permanence dans tout le corps (milieu extra-cellulaire). Pour être plus précis, si l'on considère que l'organisme contient 60 % d'eau, la répartition à travers les différents milieux se fait de la sorte : 40 % dans le milieu intracellulaire, 16 % dans le milieu interstitiel et 4 % dans le plasma. Le milieu intracellulaire est riche en potassium, et le milieu extra-cellulaire en sodium. Il faut toutefois savoir qu'il y a des échanges permanents entre ces deux milieux.

À l'état physiologique, l'eau pénètre dans le système sanguin grâce au mécanisme de la pression osmotique et en sort par le biais de la pression hydrostatique. Cet équilibre des pressions est lié à la concentration des protéines et des minéraux dans le système sanguin et dans les tissus interstitiels. Tout cela influe sur la répartition des liquides dans les tissus. La pression osmotique doit être parfaitement stable malgré les variations journalières d'apport en eau. Les capillaires sanguins sont ainsi en mesure d'absorber presque intégralement les apports en eau et en sodium à travers les mécanismes de pression, et l'organisme va donc parfaitement réagir en éliminant les quantités d'eau et de sodium qui ne lui sont pas nécessaires. Mais quand l'un de ces mécanismes ne fonctionne plus, les œdèmes se constituent par l'accumulation d'eau dans le milieu extra-cellulaire qui entraîne une rétention hydrosodée (liée à un excès de sodium). Cette situation peut s'aggraver par la présence d'une fragilité capillaire, qui se traduit par la présence de varicosités sur la peau. L'eau sort ainsi des capillaires et pénètre dans les tissus interstitiels, où elle s'accumule avec des protéines. Cette situation va encore accentuer la constitution des œdèmes, car plus il y a de protéines dans les tissus interstitiels et moins l'eau évacuée par les capillaires pourra y retourner (à cause des graduations de pression). Pour tenter de pallier cette situation, le système lymphatique va essayer de ramener une partie des protéines des tissus interstitiels vers la circulation sanguine, permettant à l'œdème de se résorber. S'il n'y arrive pas, l'œdème s'installera de manière durable. Nous voyons donc, à travers les mécanismes décrits, que les systèmes veineux et lymphatiques jouent un rôle important dans le bon équilibre liquidien du corps.

Qu'appelle-t-on œdème ?

Un œdème est une augmentation du volume liquidien au niveau de la peau et dans les tissus cellulaires sous-cutanés. L'aspect de l'œdème est particulièrement révélateur de son origine. Il ne faut donc pas hésiter à prendre des photos de vos jambes enflées pour les montrer à votre médecin. L'œdème d'origine veineuse se situe le plus souvent au niveau des chevilles. Il peut affecter le dos des pieds mais respecte généralement les orteils, ce qui le différencie du lymphœdème. Il est asymétrique, touchant un membre plus que l'autre. Il est plus important en fin de journée, et régresse en position allongée. Un œdème qui devient permanent et persiste pendant une durée de plus de trois mois devient un œdème chronique.

Œdèmes et variations hormonales

Les variations hormonales, à travers les taux d'œstrogènes et de progestérone au cours du cycle menstruel, ont un effet sur les échanges aqueux dans les tissus. Les œstrogènes sont sécrétés par les ovaires, dont l'activité est contrôlée par deux hormones produites par le cerveau : l'hormone folliculo-stimulante (FSH) et l'hormone stimulante hypothalamique (LH). Les œstrogènes provoquent un gonflement des seins, du bas-ventre et un œdème des jambes, tandis que la progestérone atténue ce ressenti. S'il y a un excès d'œstrogènes ou une insuffisance de progestérone, la sensation de gonflement peut être plus significative. On comprend ainsi que toutes les situations entraînant des variations hormonales, comme la mise en route d'un contraceptif, les grossesses ou la ménopause, sont susceptibles de favoriser l'apparition d'un œdème.

Particularité du lipœdème

Le lipœdème est une morphologie des jambes d'origine héréditaire. Il correspond à une accumulation de graisses au niveau des jambes, leur donnant l'aspect de poteaux. L'épaississement est symétrique, mais le dos des pieds et les orteils sont épargnés. On retrouve une infiltration graisseuse au niveau de la face externe des cuisses et à la face médiale des genoux et des chevilles. L'échographie Doppler permet de visualiser l'augmentation de l'épaisseur des tissus sous-cutanés avec un derme non épaissi, ce qui le différencie du lymphœdème. À l'avenir, on pourra quantifier les œdèmes par une volumétrie réalisée par scanner laser avec reconstruction 3D, mais en pratique courante cette technique reste trop onéreuse. Le lipœdème ne correspond pas à un état pathologique : il s'agit d'un morphotype de jambes. Les personnes qui présentent un lipœdème évoquent des douleurs au toucher. Certaines se plaignent de sensations de gonflement, de brûlures plantaires, voire de lourdeurs. L'aspect des jambes se manifeste en général à la puberté et s'aggrave au cours des grossesses à cause de la prise de poids. La seule option thérapeutique est la prise en charge par une lipoaspiration, dont les résultats restent toutefois très aléatoires. Il est recommandé aux personnes qui présentent un lipœdème d'être particulièrement vigilantes sur leurs poids car elles auront naturellement tendance à stocker leurs graisses au niveau du bas du corps, ce qu'il faut particulièrement éviter, pour que le lipœdème ne s'aggrave pas.

Attention à certains médicaments qui provoquent des œdèmes !

Plusieurs médicaments peuvent favoriser l'apparition d'un œdème des membres inférieurs. Nous citerons les trois classes qui sont le plus souvent incriminées.

– Les inhibiteurs calciques : il s'agit d'une classe médicamenteuse utilisée en cardiologie. Ils diminuent les résistances périphériques vasculaires et la consommation en oxygène du myocarde, en inhibant le transfert membranaire du calcium dans les cellules musculaires des vaisseaux périphériques et du cœur. Cette diminution des résistances périphériques entraîne une dilatation du diamètre des artères, ce qui a pour effet de faire baisser la pression artérielle. Mais ce puissant effet vasodilatateur favorise l'apparition d'œdèmes des membres inférieurs, qui sont d'autant plus fréquents que la variation de concentration plasmatique est brutale. Les formes à libération prolongée permettent de diminuer les pics de concentration et de réduire ainsi la fréquence des œdèmes. Ils sont prescrits dans le traitement de l'hypertension artérielle, dans la prévention de la crise angineuse et de certains troubles du rythme cardiaque.

– Les anti-inflammatoires non stéroïdiens (AINS) : ce sont les médicaments les plus utilisés au monde. Ils ont un effet antalgique, anti-inflammatoire, en inhibant la synthèse des prostaglandines par inhibition d'une enzyme : la cyclo-oxygénase (COX). Outre de nombreux risques d'effets indésirables, au premier rang desquels on peut citer les complications digestives, les AINS peuvent être responsables d'œdèmes et d'hypertension artérielle par rétention d'eau et de sodium. Cette dernière est due à l'inhibition de la synthèse des prostaglandines, qui jouent un rôle dans l'absorption du plasma sanguin par les reins.

– Les corticoïdes : ce sont des médicaments qui soulagent les symptômes de nombreuses maladies. La prise au long cours de ces traitements expose de manière plus significative au risque d'effets indésirables. Parmi les plus visibles, il y a le risque d'œdèmes, avec une répartition différente des graisses du corps. Les œdèmes sont plus fréquents en cas de prise au long cours, mais on constate qu'ils peuvent apparaître même sur des cures courtes.

Les lymphœdèmes ou troubles lymphatiques

Le lymphœdème est une pathologie fréquente : ainsi, 24 000 nouveaux cas ont été répertoriés en France en 2012. Il correspond à une atteinte de la circulation lymphatique, qui entraîne l'apparition d'un gonflement au niveau des membres. Les vaisseaux lymphatiques ne drainent plus assez efficacement la lymphe, qui s'accumule dans les tissus situés sous la peau. L'aspect du lymphœdème est typique, notamment au niveau des membres inférieurs, affectant les orteils dont on constate un épaississement de la face dorsale en rapport avec l'apparition d'une fibrose. Le signe de Stemmer est caractéristique de ce type d'œdème : il est en effet impossible de pincer la peau située entre les deuxième et troisième orteils.

Une échographie Doppler permet d'explorer l'œdème lymphatique, qui se traduit par un aspect homogène et hyperéchogène, contrairement à l'œdème de l'insuffisance veineuse qui apparaît hypoéchogène. De plus, l'épaisseur du derme est augmentée dans le lymphœdème, ce qui n'est pas le cas dans le lipœdème.

Plusieurs examens complémentaires peuvent être pratiqués : on peut ainsi quantifier la rigidité tissulaire par une échographie couplée à une élastographie[1]. La réalisation d'une lympho-IRM permet également de visualiser le type d'atteinte lymphatique.

Les lymphœdèmes peuvent être primaires, c'est-à-dire sans cause identifiée, ou consécutifs à une infection ou à un obstacle qui retentit sur la circulation lymphatique. La lymphe s'accumule progressivement en amont de l'obstacle et stagne, entraînant un gonflement de la région atteinte. Le lymphœdème primaire peut être héréditaire dans 25 % des cas. On a découvert ces dernières années des mutations germinales impliquant des protéines encodées par des gènes spécifiques. Parmi les causes de lymphœdème secondaire, il y a les infections qui dégradent la circulation lymphatique, et les traumatismes au niveau des membres inférieurs. Ainsi, la cause la plus fréquente de lymphœdème secondaire reste le cancer et ses traitements à travers la chirurgie ou la radiothérapie. Ils peuvent affecter les membres supérieurs quand il s'agit d'un cancer du sein ou les membres inférieurs dans les cancers gynécologiques ou de la prostate.

Le traitement du lymphœdème secondaire est aussi celui de la cause qui l'a généré. Les mesures locales

1. Il s'agit d'une technique d'imagerie médicale servant à mesurer l'élasticité du tissu biologique dans un organe.

sont adaptées à tous types de lymphœdèmes. Elles sont essentiellement fondées sur des techniques de drainage lymphatique manuel associées au port d'une contention élastique (bas ou collants au niveau des membres inférieurs, ou manchon au niveau des membres supérieurs). Ces dernières années, se développe une technique de microchirurgie qui consiste à suturer un vaisseau lymphatique à une petite veine afin que la lymphe puisse être drainée dans cette dernière. La complexité de cette intervention est due au fait que les vaisseaux lymphatiques sont très fins, mesurant entre 0,3 mm et 0,8 mm, ce qui les rend difficilement manipulables. Mais cette microchirurgie est réalisée aujourd'hui par robotique, ce qui la rend plus facile et en améliore la précision.

Conseils et traitements proposés

Mon régime alimentaire anti-gonflement

Il faut commencer par boire en moyenne 1,5 à 2 litres par jour d'eau. Surtout, il ne faut pas se fier à ceux qui vous conseillent de ne pas boire sous prétexte que cela accentuerait les œdèmes. C'est en effet le contraire qui se produit : l'absence d'ingestion de boisson liquide aggrave les gonflements des jambes et n'encourage pas vos reins à éliminer l'eau en surplus. Il est en revanche préférable de boire de l'eau fraîche plutôt qu'à température ambiante, car elle diminue la température de votre corps, qui va devoir dépenser des calories pour se réchauffer.

On recommande également de boire un jus de citron le matin, car il a une action drainante et détox qui permet d'éviter à vos jambes de gonfler. De même, il ne faut pas trop saler vos aliments et éviter d'ajouter systématiquement du sel car il accentue l'apparition des œdèmes. En France, on en consomme d'ailleurs beaucoup trop : la plupart des Français en consomment entre 10 et 17 grammes par jour, alors que 3 grammes suffisent amplement aux besoins de l'organisme.

Parmi les autres recommandations, il faut éviter de grignoter entre les repas et de consommer du pain blanc, car il contient peu ou pas de vitamines, de minéraux et de fibres, et privilégier à l'inverse le pain complet, de préférence celui au seigle qui en contient en quantité satisfaisante. Il est également préférable de ne pas consommer de plats préparés industriellement, car ils contiennent souvent des additifs et autres colorants alimentaires riches en sodium. De même, il faut supprimer les boissons alcoolisées et diminuer la consommation de sucres industriels. En effet, l'augmentation du taux de sucre dans le sang favorise la sécrétion d'insuline par l'organisme, une hormone qui favorise le stockage des graisses. Il faut enfin consommer des protéines tous les jours, car une baisse de la concentration des protéines dans le sang empêche une bonne réabsorption de l'eau des tissus interstitiels vers les capillaires.

Ma boisson drainante « maison »

Mixer une grappe de raisin avec pépins, 200 g de cassis, et un jus de citron. Ajouter un édulcorant de votre choix et des glaçons. Vous obtiendrez une boisson aux vertus antioxydantes et drainantes.

Les tisanes anti-gonflement « maison »

Mélanger 40 g d'hamamélis, 30 g d'orthosiphon (ou thé de Java), 30 g de mélilot et 30 g de piloselle.

Variante : prendre 40 g de feuilles de cassis, 30 g de feuilles de myrtille, 30 g de citronnelle, 30 g de feuilles de frêne.

Laissez infuser un quart d'heure trois cuillerées à soupe du mélange dans un litre d'eau bouillante. À boire tout au long de la journée

Plantes actives sur les œdèmes

Les plantes actives sur les œdèmes sont le mélilot, le fragon, et les extraits d'écorce de pin ou de pépins de raisin. Le mélilot est une plante qui a des effets tonifiants sur la circulation sanguine et diurétiques, permettant de réduire les œdèmes des membres inférieurs. Elle contient des flavonoïdes et des saponines ainsi que de la coumarine, aux effets anticoagulants. On peut l'utiliser sous forme de tisane en faisant infuser 30 à 50 grammes dans 1 litre d'eau. Le fragon est aussi appelé petit houx. Il est issu d'un arbuste dont les feuilles contiennent des saponines, qui sont très actives sur les œdèmes. On retrouve le fragon, en association avec de l'hespéridine et de la vitamine C dans le médicament veinactif Cyclo 3 Fort®. Enfin, les extraits d'écorce de pin ou de pépins de raisin sont appelés OPC, ou oligomères procyadiloiques. On conseille la prise de 150 à 300 mg par jour d'extrait normalisé d'OPC. En France, le laboratoire Natesis propose des extraits d'écorce de pin maritime des Landes, sous l'appellation Pycnogenol® (gélules dosées à 40 mg). Il existe également des OPC extraits des pépins de raisin, sous l'appellation Endotelon 150®, du laboratoire Cheplapharm.

Médicaments veinactifs

Les médicaments veinactifs sont très efficaces sur l'œdème. On recommande ceux qui une activité lymphagogue, comme les extraits de rutoside et coumarine (Esbériven Fort®), le ruscus (Cyclo 3®, Bicirkan®) ou les OPC (Endotélon 150®) que nous avons déjà évoqué. Il reste préférable d'en parler à son médecin, car même s'ils peuvent être obtenus sans ordonnance, ces médicaments présentent des contre-indications : il est en effet indispensable de savoir si la prise de ces molécules est compatible avec votre état de santé ou s'il n'existe pas d'interactions avec votre traitement habituel.

Médicaments draineurs

Les médicaments draineurs sont tous issus des plantes. Il faut privilégier les extraits de feuilles d'artichaut, de bouleau et d'olivier. On utilise également l'orthosiphon, la piloselle et la prêle des champs. On obtient également des effets désinfiltrants avec des gélules de papaye, d'ananas et d'extraits d'écorce d'orange amère. Toutes ces substances sont vendues librement sous forme de gélules ou d'ampoules, mais il est préférable d'utiliser une forme à diluer dans l'eau qui va vous forcer à boire : les produits drainants ne trouvent leur intérêt que si l'on boit de l'eau tout au long de la journée. Ils sont conseillés en cure d'attaque de deux semaines.

Voici une liste des principales plantes drainantes.

– Les feuilles d'artichaut : elles poussent le long de la tige d'artichaut ; c'est la partie qui possède le plus de principes actifs. Elles contiennent de la cynarine qui stimule la sécrétion biliaire, mais aussi de l'inuline qui a un effet diurétique. La feuille d'artichaut renferme également des flavonoïdes qui améliorent la circulation sanguine. Il existe des gélules ou des comprimés contenant 5 % de cynarine. On peut les consommer en gélule, avec une prise de 200 mg 2 à 3 fois par jour, ou sous forme de tisane en faisant infuser 5 g de feuilles dans 150 ml d'eau, là aussi 2 à 3 fois par jour.

– Les feuilles de bouleau : elles sont utilisées pour traiter les œdèmes en stimulant l'élimination urinaire. On en trouve sous forme de gélules associées à des extraits d'olivier (BOP® du laboratoire Pharmastra) ou à d'autres plantes.

– La camomille : elle est surtout connue pour ses vertus sédatives, mais nos grands-mères lui prêtaient déjà des vertus décongestionnantes. Elles appliquaient en effet des compresses imbibées de tisane à la camomille au niveau des paupières pour réduire les poches sous les yeux. On peut directement les appliquer sur les zones enflées des jambes.

– Les queues de cerise : elles ont la réputation d'avoir des vertus diurétiques car elles stimulent la diurèse, mais l'on pourrait dire que le fruit dans sa globalité est intéressant pour lutter contre les œdèmes. Cet effet est en lien avec la présence de composés phénoliques appelés anthocyanines, qui ont une activité anti-inflammatoire, antioxydante et anti-œdémateuse.

– Le pissenlit : c'est une plante drainante connue depuis l'Antiquité. Les racines stimulent l'activité hépatique et les feuilles améliorent l'activité rénale. Le pissenlit contient des flavonoïdes qui agissent sur la circulation. On recommande de le prendre en tisane, en faisant infuser 5 g de feuilles dans 150 ml d'eau, à prendre 2 fois par jour.

– L'orthosiphon : elle est originaire d'Asie orientale où elle est considérée comme la plante aux effets draineurs par excellence. Elle est aussi appelée thé de Java, en référence aux indigènes qui la préparaient en infusion. Elle contient de nombreux flavonoïdes et des composés phénoliques comme l'acide lithospermique, qui améliore la fonction rénale. En gélule, on recommande une prise de 200 mg, 2 à 3 fois par jour ; on peut aussi la consommer sous forme de tisane en faisant infuser 20 g de feuilles dans 150 ml d'eau, 2 à 3 fois par jour.

– La piloselle : elle contient des flavonoïdes et des composés phénoliques qui lui confèrent des propriétés diurétiques. En tisane, on recommande d'en faire infuser 10 g dans 150 ml d'eau et d'en boire matin et soir. En gélule, la posologie est de 400 mg, 2 fois par jour.

– La prêle des champs : Elle est utilisée pour traiter les œdèmes post-traumatiques, mais elle possède également des propriétés diurétiques. On recommande, en tisane, de faire infuser 2 g de feuilles dans 150 ml d'eau, à prendre 2 fois par jour ; en gélule, la posologie indiquée est de 200 mg, en 2 prises par jour.

– Le thé vert : ce n'est pas en soi une plante drainante, mais la présence de caféine et de catéchines (des substances antioxydantes que l'on retrouve en grande quantité dans le thé vert) en fait un bon complément dans les régimes amaigrissants. Une tasse de thé vert (250 ml) à base de 2,5 g de feuilles de thé contient 150 mg de catéchines et environ 50 mg de caféine. Plusieurs études ont montré l'intérêt d'associer la consommation quotidienne de thé vert à un régime adapté. Cette association a permis une diminution du tour de taille et de l'indice de masse corporelle tout en réduisant le taux de cholestérol. Ces études ont conclu que le thé vert était un allié de choix dans la prévention cardio-vasculaire.

– La verge d'or : c'est une plante qui stimule l'activité du rein. Elle est également riche en flavonoïdes, améliorant ainsi le retour veineux. On la consomme sous forme de tisane ou sirop.

Prescriptions homéopathiques

L'anémone pulsatille, ou coquerelle, est une fleur violette très présente dans le nord de la France. Elle est utilisée en homéopathie pour traiter les œdèmes et la sensation de jambes lourdes. Le nom de la préparation est Pulsatilla, en dilution moyenne (7 ou 9 CH). On recommande une prise de 5 granules, 2 à 3 fois par jour durant 1 mois.

Legging actif

L'évolution des techniques de maillage a permis de confectionner des leggings en y intégrant des microcapsules qui délivrent progressivement des principes actifs. Ils agissent sur la peau avec un effet hydratant, raffermissant ou drainant en fonction du legging choisi. Il existe de nombreux modèles vendus dans le commerce.

Compression élastique et œdèmes

Nous avons déjà vu la différence entre compression et contention : la compression est un procédé qui vise à exercer une pression pour réduire un volume au repos et à l'effort, tandis que la contention agit exclusivement à l'effort et est quasiment absente au repos. Si les œdèmes sont permanents, la compression est de rigueur pour obtenir un effet au repos et à l'effort. On choisira alors une compression de classe 3. Si les œdèmes apparaissent plutôt lors d'une activité physique, il est préférable d'appliquer des bandages compressifs non élastiques pour les réduire[1]. Reste que, sur le plan pratique, il est plus simple de mettre des chaussettes ou des bas de compression de classe 3 dès le matin au réveil. Certains praticiens préconisent des superpositions de bas de degrés de compression différents pour en faciliter l'enfilage. Tout est, en définitive, une question de tolérance et de simplicité dans l'application des prescriptions recommandées.

Semelles de confort ou orthopédiques ?

Certains fabricants proposent des semelles de confort dotées de zones de reliefs qui stimulent les points d'appui du pied et améliorent le retour veineux. Ces semelles sont recommandées pour les personnes qui travaillent debout. Les semelles orthopédiques confectionnées par un podologue sur prescription médicale sont recommandées en cas de pieds plats, car l'affaissement de la voûte plantaire peut accroître un œdème.

---

1. Il existe des protocoles de bandage multicouches avec des bandes en coton inextensibles qui sont souvent utilisés dans les services hospitaliers spécialisés dans la prise en charge des œdèmes d'origine lymphatique.

Ma gym anti-gonflement

Les exercices physiques les plus efficaces sur le gonflement des jambes sont réalisés en piscine, car la résistance de l'eau permet de mobiliser l'ensemble des masses musculaires. Ce raffermissement permet d'assurer un bon drainage des membres inférieurs, ce qui réduit le gonflement des jambes. Voici trois exercices qui agissent sur les mollets, les cuisses et les fesses, et que l'on peut compléter par plusieurs longueurs du bassin à la nage ou par un véritable programme de marche dans l'eau.

Raffermissement des mollets

Debout, face au rebord de la piscine, abaissez-vous comme pour vous asseoir, en poussant les fesses vers l'arrière jusqu'à ce que les cuisses et les mollets soient perpendiculaires, les genoux juste au-dessus des pieds. Remontez ensuite progressivement en gardant les fessiers contractés. À réaliser 40 fois.

Raffermissement des cuisses

Vous êtes en position assise, adossé(e) au rebord de la piscine, les jambes tendues et les orteils à la surface de l'eau. Ouvrez lentement les jambes et refermez-les en augmentant au fur et à mesure le rythme de vos mouvements. À réaliser 40 fois.

Raffermissement des fesses

Debout, face au rebord de la piscine, les mains posées sur le rebord, le buste légèrement penché vers l'avant, jambe d'appui fléchie, l'autre jambe en arrière tendue, pointes vers le sol et fessiers toujours contractés. On relève la jambe tendue en arrière vers le haut. À réaliser 40 fois à droite et à gauche.

Massages anti-gonflement

Les massages anti-gonflements par excellence sont les hydro-massages ou sous affusion. Ils ont un bon effet sur la réduction des œdèmes, mais aussi sur la souplesse des tissus, mais ils ne peuvent être réalisés que dans des centres de thalassothérapie.

Le drainage lymphatique manuel réalisé par un thérapeute formé à cette technique de massage peut être une alternative intéressante pour traiter les œdèmes des jambes.

Préparation de massage « maison »

Prenez une cuillerée à soupe de feuilles de camomille et laissez-les infuser dans un verre d'eau chaude. Vous pouvez y ajouter des pétales de rose. Laissez refroidir longtemps avant utilisation. Attention ! N'appliquez jamais de préparation chaude en massage sur les jambes.

Drainage lymphatique manuel ou pressothérapie ?

Le drainage lymphatique manuel et la pressothérapie sont des soins de massages qui agissent sur le système lymphatique. La pressothérapie est très en vogue de nos jours grâce à la commercialisation de bottes de pressothérapie à des tarifs abordables, mais aussi au fait que plusieurs sportifs de haut niveau ont avoué utiliser cette technique dans le cadre de leur préparation physique. Quelle différence y a-t-il entre ces deux techniques ? Le drainage lymphatique manuel est un massage doux qui se fait à travers des effleurements. Il améliore le débit de la circulation lymphatique et assouplit les tissus fibrosés. Il agit sur des œdèmes riches en protéines. Il est particulièrement indiqué dans les œdèmes d'origine lymphatique. Une séance dure environ 30 à 45 minutes. La pressothérapie, quant à elle, est une technique de drainage mécanique qui se fait à l'aide d'un appareil relié à des bottes gonflables. Durant la séance, les jambes sont légèrement surélevées et placées dans des bottes qui exercent des petites pressions de bas en haut. La séance dure en moyenne 30 minutes. Son efficacité est limitée aux œdèmes pauvres en protéines et ne se conçoit qu'en complément du drainage lymphatique manuel. Son avantage majeur, qui explique l'engouement actuel pour cette technique, réside dans la possibilité de la faire soi-même tous les jours à son domicile.

Les soins en cures thermales ou thalasso

On recommande les hydromassages dans les centres de thalasso, comme nous l'avons déjà indiqué. La balnéation en eau profonde proposée dans certaines cures thermales est un soin parfaitement adapté pour les jambes gonflées. Il s'agit de bains thérapeutiques utilisant des eaux thermales spécifiques qui réduisent les œdèmes. Nous l'avons vu, les échanges liquidiens dans le corps sont dus à l'équilibre entre les pressions osmotique et hydrostatique, et la balnéation agit sur la pression hydrostatique en réduisant l'accumulation d'eau dans les tissus extra-cellulaires. Elle est donc particulièrement indiquée dans le traitement des œdèmes.

J'AI DE LA CELLULITE

Programme anti-capitons

L'énigme tient en ceci que mon corps est à la fois voyant et visible. Lui qui regarde toutes choses, il peut aussi se regarder, et reconnaître dans ce qu'il voit alors l'« autre côté » de sa puissance voyante. Il se voit voyant, il se touche touchant, il est visible et sensible pour soi-même.

MAURICE MERLEAU-PONTY,
L'Œil et l'Esprit

Presque toutes les femmes pensent avoir ou ont de la cellulite. Il est vrai qu'elle concerne 90 % d'entre elles. L'origine est multifactorielle : on peut y voir des facteurs génétiques, constitutionnels, hormonaux et circulatoires souvent aggravés par un mode de vie trop sédentaire, le manque d'activité physique, une alimentation déséquilibrée, trop riche en matières grasses et en glucides. Les causes n'en sont pas encore parfaitement déterminées. On suspecte plusieurs mécanismes, comme le dérèglement des processus liés au stockage des graisses, une modification de la structure du derme, ou encore un engorgement des tissus par une atteinte vasculaire.

Qu'est-ce que la cellulite ?

La cellulite se caractérise par une augmentation du volume des cellules graisseuses, appelées adipocytes, qui entraînent un engorgement des tissus et réduit la capacité de drainage des réseaux veineux et lymphatiques. Certaines études[1] évoquent un état inflammatoire qui provoque une dégradation des fibres de

1. F. Terranova, F. Berardesca, H. Maibach, « Cellulite: nature and aetiopathogenesis », *International Journal of Cosmetic Science*, juin 2006.

collagène du derme. Plus les fibres sont détruites, et plus la graisse sous-cutanée qui augmente de volume va s'infiltrer dans le derme pour former des hernies qui donnent l'aspect de peau d'orange si caractéristique de la cellulite.

Cet aspect commence à apparaître dès la puberté et s'aggrave au fur et à mesure des variations hormonales liées aux cycles ovulatoires successifs : les cellules de la muqueuse utérine sécrètent des enzymes qui détruisent les fibres collagènes de l'endomètre induisant les menstruations, mais, dans le même temps, elles agissent aussi au niveau du derme en détruisant progressivement le collagène dermique. Cette approche physiopathologique permet d'expliquer l'affaiblissement du derme et l'enfoncement progressif à la surface de la graisse sous-cutanée, dont le volume s'intensifie.

Il faut comprendre que la capacité de stockage des graisses par les adipocytes est très importante, tout d'abord, parce que l'adipocyte peut multiplier sa taille par cent, mais aussi par le fait qu'il est toujours possible de recruter des nouvelles cellules graisseuses. C'est ce qu'on appelle le processus de lipogenèse. *A contrario*, lorsque le corps a besoin d'énergie, les réserves en graisses de l'adipocyte sont détruites afin qu'elles soient utilisées comme ressource d'énergie par l'organisme. Il s'agit du processus de lipolyse. Mais cette situation est assez rare dans nos pays industrialisés, hormis au cours de période de jeûne volontaire. Ainsi, on se trouve plutôt dans une situation où les adipocytes continuent à stocker des graisses. La cellulite est probablement due à un dysfonctionnement entre les mécanismes de lipogenèse et de lipolyse. Le troisième programme que nous vous proposons a pour but de limiter le stockage des graisses et de renforcer la tonicité des tissus.

Les trois formes de cellulite

On décrit trois formes de cellulite : la cellulite aqueuse, dans laquelle la rétention d'eau est majoritaire, la cellulite adipeuse, à composante principalement graisseuse, et enfin la cellulite fibreuse, qui se caractérise par l'apparition de fibres qui engainent les cellules graisseuses dans le tissu sous-cutané.

S'agit-il véritablement de trois formes distinctes ? Il est difficile d'y répondre avec certitude, mais il est probable qu'elles constituent différentes formes évolutives de la cellulite. La forme aqueuse ou œdémateuse est peut-être le point de départ de toute cellulite. Elle est due principalement à une fragilité capillaire qui favorise le passage d'eau dans les tissus. Cette rétention d'eau provoque des changements métaboliques qui induisent une amplification de l'œdème et une augmentation du volume des cellules graisseuses sous-cutanées. La cellulite adipeuse est alors constituée. Les processus en cours évoluent vers une modification de la structure du derme et des tissus sous-cutanés. On constate alors une diminution des fibres élastiques du derme, avec apparition de fibres dans le tissu sous-cutané infiltrant au fur et à mesure les adipocytes. Il existe plusieurs études récentes[1] qui indiquent que les cloisons fibreuses jouent un rôle central dans la physiopathologie de la cellulite. Elle devient alors fibreuse. Cette situation génère une anarchie structurelle des tissus qui donnent l'aspect de plusieurs dépressions successives de la peau.

Évaluation de l'état clinique

L'évaluation clinique commence par le calcul de l'indice de masse corporelle (IMC) à la recherche d'une surcharge pondérale. Cet indice ne donne pas d'indication sur la répartition entre la masse musculaire et le pourcentage de graisses, mais il reste intéressant pour dépister un éventuel surpoids. Il est calculé en divisant le poids (exprimé en kilos) par la taille au carré (exprimée en mètres). La formule est la même pour les hommes et les femmes :

IMC = poids en kg/taille² en m

Ainsi, si vous pesez 53 kg et que vous mesurez 1,60 m, il faut multiplier 1,60 par 1,60, ce qui est égal 2,56. Ensuite, on divise le poids, 53, par 2,56, ce qui donne un IMC égal à 20,7. Dans ce cas de figure, on considère qu'il n'existe pas de surcharge pondérale. L'indice de masse corporelle est normal quand il est compris entre 18,5 et 25. Au-delà de 25, on parle de

1. L. S. Bass, M. S. Kaminer, « Insights Into the Pathophysiology of Cellulite: A Review », *Dermatologic Surgery*, 2020.

surpoids, et à partir de 30, il s'agit d'obésité. La surcharge pondérale n'est pas systématique, on peut évidemment avoir de la cellulite sans avoir de problème de poids. Mais la présence d'une surcharge pondérale aggrave une cellulite existante par l'accentuation des dépôts graisseux. Elle se manifeste par une visualisation encore accrue de la peau d'orange. On recherche ensuite les localisations anatomiques où la cellulite s'est installée. Les zones de prédilection sont la partie basse du corps : elle touche principalement les hanches, les fesses, les faces postérieures et antérieures de cuisses, la face interne des genoux, les mollets. Elle peut même affecter les chevilles.

En pinçant la peau, l'aspect de peau d'orange est plus ou moins visible.

On peut définir trois stades en fonction de ce test :

– Stade 1 : Aspect de peau d'orange uniquement au pincement.
– Stade 2 : Aspect de peau d'orange uniquement en position debout.
– Stade 3 : Aspect de peau d'orange permanent (indépendamment d'une position quelconque).

Hormis l'aspect de peau d'orange, on peut définir trois stades évolutifs de cellulite :

– Stade 1 : Peau d'orange ou « *orange peel* » *appearance.*
– Stade 2 : Aspect grenelé ou « *cottage cheese* » *appearence.*
– Stade 3 : Dépressions successives ou « *mattress* » *appearence.*

On dénombre enfin les dépressions successives, ce qui permet d'évaluer l'importance de la cellulite.

- Légère (entre 1 et 4)
- Modérée (entre 5 et 9)
- Importante (au-delà de 10)

La présence de cellulite est assez facile à déterminer. Il n'est donc pas utile d'envisager une quelconque exploration. Toutefois, la réalisation d'une échographie avec des sondes de hautes fréquences permet de confirmer la présence de graisses au niveau des tissus sous-cutanés. L'épaisseur de la cellulite est mesurée, ce qui constitue un élément intéressant dans le cadre du suivi.

Il est également utile de déterminer l'ancienneté de la cellulite. Est-elle d'apparition récente ? S'est-elle installée progressivement depuis l'âge de la puberté ? Y a-t-il eu un traumatisme quelconque sur le bas du corps ? On recherche aussi des modifications sur le plan hormonal, comme l'introduction d'un nouveau contraceptif. Les antécédents médicaux doivent aussi être répertoriés pour juger de l'état de santé général. Y a-t-il déjà eu des traitements envisagés contre la cellulite et si oui, lesquels ?

On analyse enfin la tonicité de la peau. Un aspect drapé est en faveur d'un relâchement. Il évoque une réduction des fibres de collagène qui va s'intensifier avec l'âge. Cette analyse est complétée par une évaluation de l'état veineux. Une échographie Doppler permet d'authentifier une insuffisance veineuse superficielle ou une fragilité capillaire. Plusieurs études[1] montrent en effet une corrélation entre l'hypertrophie des adipocytes et la dilatation des réseaux veineux ou capillaires.

Les vergetures

L'analyse de la peau chez des personnes qui présentent de la cellulite peut être aussi l'occasion de constater la présence de vergetures. Elles correspondent à des striures qui apparaissent au niveau de la peau. Elles sont rouges au début et s'éclaircissent avec le temps pour devenir blanches. Elles se situent principalement au niveau des cuisses et des fesses, mais aussi sur le ventre au cours des grossesses. Elles correspondent à une rupture des tissus entre l'épiderme et l'hypoderme, qui est consécutive à un étirement de la peau. Elles apparaissent en général à la puberté, lors d'une poussée de croissance ou à la suite d'une prise ou perte brutale de poids. Dans cette tranche d'âge, et principalement chez les jeunes filles, la prise de poids entraîne une répartition des graisses dans certaines zones du corps qui accroît plus facilement la distension de la peau et des tissus. La grossesse est également une période à risque pour la peau avec un risque plus accru d'apparition de vergetures, surtout chez les jeunes femmes

1. S. B. Curri, « Cellulite and Fatty Tissue microcirculation », *Cosmetics and Toiletries*, 1993 ; S. B. Curri, E. Bombardelli, « Proposed etiology and therapeutic management of local lipodystrophy and districtual microcirculation », *Cosmetic and Toiletries*, 1994.

ayant eu une prise de poids trop importante. En effet, plusieurs études[1] confirment le lien entre un âge maternel bas, moins de 20 ans, et le risque de vergetures.

L'origine est principalement mécanique, mais il y aurait une part hormonale en lien avec une augmentation du taux de cortisol[2] dans le sang, ou encore une prédisposition génétique.

Le traitement des vergetures est assez complexe, car les marques visibles au niveau de la peau sont en lien avec des ruptures tissulaires profondes. Une analyse[3] assez complète des traitements actuels a été publiée en 2019. Elle confirme l'étendue des techniques proposées, mais avec des résultats qui sont très inégaux. Y est évoquée l'utilisation de différentes préparations en application locale qui agissent en exfoliant la peau, comme la trétinoïne[4] dosée à 0,05 %, l'acide glycolique

---

1. T. J. Lawley, K. B. Yancey, « Skin changes and diseases in pregnancy », dans I. M. Freedberg, A. Z. Eisen, K. Wolff, K. F. Austen, L. A. Goldsmith, S. I. Katz, *et al.* (éd.), *Fitzpatrick's Dermatology in general medicine. 5th ed.*, McGraw-Hill, New York ; 1999. Voir aussi G. S. Atwal, L. K. Manku, C. E. Griffiths, D. W. Polson, « Striae gravidarum in primiparae », *British Journal of Dermatology*, 2006.

2. Hormone sécrétée par les glandes surrénales. Elle est souvent surnommée l'hormone de stress, car son taux augmente pour accroître l'énergie nécessaire pour nourrir les muscles et le cerveau afin de faire face à un danger quelconque.

3. A. J. Lokhande, V. Mysore, « Striae Distensae Treatment Review and Update », *Indian Dermatology Online Journal*, 2019.

4. Cette molécule est commercialisée en France par différents laboratoires, mais uniquement dans l'indication de l'acné. Elle

à 10 et 20 %, et divers peelings, lasers ou techniques de radiofréquences associés à des massages automatisés. Ces techniques doivent malgré tout être suffisamment abrasives pour être efficaces, car il faut atteindre la zone de rupture des tissus en profondeur. La prévention se fait par l'application de crèmes grasses ou d'huile de soin hydratante (Bi-oil® par exemple) sur les zones à risque du corps, notamment au cours des grossesses. Certains auteurs évoquent aussi l'application sur la peau, à titre préventif, d'une préparation à base d'extraits de centella asiatica, de vitamine E et d'hydrolysats de collagène.

Conseils et traitements proposés

Mon régime alimentaire anticellulite

Il faut commencer par augmenter la ration de protéines journalières qui aide au renforcement structurel des tissus pour éviter leur relâchement, et réduire en même temps les matières grasses et sucres raffinés (au-dessus de 70 d'IG[1]) qui augmentent le volume des cellules graisseuses. Il faut également limiter les apports en sel pour diminuer les risques d'apparition d'œdème.

---

présente diverses contre-indications et des effets indésirables. Elle ne s'obtient que sur prescription médicale.

1. L'index glycémique (IG) chiffre le taux de glucides qui passent dans le sang pour un aliment donné. Il varie en fonction du type de cuisson. Il est différent du pourcentage de glucides d'un aliment.

On prévoira aussi de faire une cure d'antioxydants comme une supplémentation en vitamine C. On peut aussi opter pour la prise quotidienne de 500 mg de vitamine C en comprimés, ou choisir une supplémentation naturelle, comme l'ingestion d'un petit verre de jus de citron aux effets détox. Les fruits rouges peuvent aussi constituer une source de vitamine C. Ils luttent contre la fragilité capillaire à l'origine de la cellulite aqueuse ou de l'apparition de petits vaisseaux disgracieux sur les jambes. Ils ont une action anticellulite et conservent leurs propriétés, même surgelés.

Le thé vert est également une boisson essentielle contre la cellulite. Les tanins qui entrent dans sa composition ont une vertu drainante qui agit sur la rétention d'eau.

L'ananas est le fruit anti-capitons par excellence. Il contient une enzyme protéolytique, la bromélaïne, qui digère les protéines et les graisses. Elle ne se trouve que dans l'ananas frais.

Enfin, l'oignon a de nombreuses vertus, notamment celles de réguler l'absorption du sucre et des graisses. Il contient des flavonoïdes aux effets drainants et antioxydants.

Huiles essentielles

On recommande particulièrement d'utiliser les huiles essentielles de pamplemousse et de fenouil, que l'on mélange avec une huile d'amande douce pour masser les zones où se situe la cellulite.

Crèmes anticellulite

À l'approche de l'été, on m'interroge souvent sur l'intérêt d'utiliser des gels ou des crèmes amincissantes. Il est clair que cela peut être utile pour aider à raffermir ou améliorer le drainage des tissus. Reste que l'application de ce type de crème ne se conçoit que dans une prise en charge globale du problème. Elle ne doit pas être le seul élément de votre engagement pour traiter la cellulite. Le choix de la crème est primordial car il faut bien vérifier que les principes actifs utilisés sont réellement efficaces. On dénombre quatre types de molécules capables d'aider à traiter la cellulite :

– Le premier type vise à améliorer le drainage des tissus en augmentant les flux de la microcirculation et du réseau lymphatique. Parmi les substances anti-œdémateuses et agissant sur la circulation, on retrouve différents extraits de plantes ou de végétaux aux vertus diverses, tels que le ginkgo biloba, le gotu kola, le fragon ou ruscus, le petit houx, le fucus, la centella asiatica, l'esculine, la vigne rouge, le lierre grimpant ou encore la Reine-des-prés. Le chophytol, extrait de l'artichaut, présente également des effets intéressants sur l'œdème.

– Le second type de principes actifs agit sur le tissu adipeux en réduisant la lipogenèse tout en activant la lipolyse. Il existe de nombreux ingrédients actifs sur la cellule graisseuse, tels que la caféine, la théobromine, la forskoline, la carnitine et l'aminophylline.

Plusieurs travaux montrent le mécanisme d'action de la caféine sur la cellulite. Elle est utilisée dans les préparations en vente dans le commerce avec une concentration comprise entre 1 et 2 %. Elle favorise la lipolyse en agissant sur des mécanismes enzymatiques multiples. Une étude publiée en 2007[1] a montré une réduction de 2,1 cm du tour de cuisse chez plus de 80 % des participantes. Cette étude a été réalisée sur 134 patientes qui ont appliqué pendant 30 jours, une crème dosée à 7 % de caféine sur une seule cuisse pour évaluer l'effet de manière comparative par rapport à la cuisse controlatérale. Il est en revanche difficile de connaître le pourcentage en caféine des crèmes proposés dans le commerce, car bien souvent les laboratoires se contentent de citer la liste des principes actifs sans en donner la répartition, ni le pourcentage.

Le troisième mode d'action vise à restaurer la structure normale de la peau et des tissus sous-cutanés. Le rétinol ou vitamine A densifierait le derme par simulation de la synthèse en glycosaminoglycanes. Une étude publiée en 2000[2] a constaté une amélioration

1. O. Lupi, I. J. Semenovitch, C. Treu, *et al.*, « Evaluation of the effects of caffeine in the microcirculation and edema on the thighs and buttocks using the orthogonal polarization spectral imaging and clinical parameters », *Journal of Cosmetic Dermatology*, 2007.

2. C. Pierard-Franchimont, G. E. Pierard, F. Henry, *et al.*, « A randomized, placebo-controlled trial of topical of retinol in the treatment of cellulite », *American Journal of Clinical Dermatology*, 2000.

significative de l'élasticité de la peau, qui devient plus ferme et plus lisse après application de rétinol combinée à un massage doux.

Enfin, le quatrième mode d'action vise à diminuer la formation des radicaux libres qui contribuent à la formation des graisses. C'est le cas de substances contenant de nouveau du ginkgo biloba, ou encore des vitamines C et E, et des extraits de pépins de raisin.

Ainsi, à la vue de ces divers principes actifs, il faut choisir une crème ayant au minimum deux composants : un premier actif sur le drainage des tissus et le second sur la cellule graisseuse. L'idéal serait même qu'elle en contienne un troisième, qui améliore l'élasticité et la fermeté de la peau. La crème doit être utilisée pour une durée minimum d'un mois. Elle s'applique en malaxant la peau des zones concernées. On recommande de pincer les tissus entre le pouce et l'index en roulant afin de décoller les nodules graisseux. Il est préconisé d'appliquer la crème avant une séance de gymnastique qui aide à améliorer la pénétration tissulaire par la vasodilatation entraînée par l'effort physique.

Médicaments lipolytiques

Il s'agit de médicaments contenant les mêmes molécules utilisées en application locale sur la cellulite. On évoque la forskoline, le thé vert, le guarana et la carnitine, dont le principe commun serait d'activer la lipolyse.

La forskoline est extraite d'une plante appelée *coleus forskohlii*, utilisée traditionnellement dans la médecine ayurvédique. De nombreux scientifiques la considèrent comme le plus puissant activateur de la lipolyse. La dose recommandée est de 1 g par jour en deux prises, avec une teneur standardisée de 10 %.

Le thé vert agit par plusieurs mécanismes sur l'élimination des graisses corporelles. Il diminue la digestion des lipides alimentaires par le mécanisme d'inhibition des enzymes appelés lipases. Ses propriétés antioxydantes jouent un rôle non négligeable dans les effets lipolytiques. Mais c'est surtout sa richesse en une substance appelée catéchine qui contribue fortement à son action antigraisse.

Le guarana est issu d'une plante appelée *Paulinia cupana*, qui contient une forme de caféine, la guaranine, deux à six fois plus forte que celle que l'on trouve dans le café ou le thé. Certains compléments alimentaires l'associent à des extraits de maté tirés des feuilles d'un arbre d'Amérique du Sud.

La carnitine active le phénomène de lipolyse dans l'organisme. On la retrouve dans la composition de crèmes anticellulite.

Il faut aussi évoquer les extraits de papaye et d'ananas qui contiennent des enzymes protéolytiques, ou encore le café vert, riche en chrome et en svetol qui limite la formation de graisses.

Techniques médicales de lyses adipocytaires : comment choisir ?

Les fabricants spécialisés dans l'esthétique et le bien-être proposent régulièrement de nouvelles machines de traitement non invasif de la cellulite. Les techniques les plus répandues sont la cryolipolyse (utilisation du froid) et la radiofréquence (RF) uni ou bipolaire, voire multipolaire (utilisation du chaud). Certaines équipes médicales proposent également l'utilisation de technologie de lipolyse combinée à des massages automatisés. D'autres emploient des diodes électroluminescentes (LED) ou des lasers avec des combinaisons de longueurs d'onde pour obtenir un effet sur le tissu adipeux mais aussi sur l'élasticité des tissus par stimulation de la synthèse de collagène.

Une analyse[1] de plusieurs publications sur la cryolipolyse conclut à une réduction moyenne de l'épaisseur du tissu adipeux comprise entre 14 % et 28 %. Parmi les techniques utilisant la radiofréquence, on peut citer la plateforme Accent Prime® de chez Alma, qui combine radiofréquence unipolaire et ultrasons, ou encore la troisième génération du VelaShape® de la société Candela, qui associe une action par radiofréquence bipolaire et infrarouge à un remodelage corporel. Plusieurs

1. M. J. Ingargiola, S. Motakef, M. T. Chung, H. C. Vasconez, G. H. Sasaki, « Cryolipolysis for fat reduction and body contouring: safety and efficacy of current treatment paradigms », *Plastic and Reconstructive Surgery*, 2015.

études[1] confirment l'intérêt de la radiofréquence unipolaire et bipolaire dans la prise en charge non invasive de la cellulite. On peut toutefois regretter le faible taux de patients inclus dans la majorité des études publiées.

L'émission d'ondes électromagnétiques à hautes fréquences que permet la radiofréquence entraîne une chaleur qui diminue la graisse subdermique et favorise un raffermissement des tissus. Une étude[2] publiée en 2014 et menée sur 35 patients avec la technique de radiofréquence bipolaire combinée à des infrarouges et à un massage automatisé à visée de remodelage a permis d'obtenir une réduction du tissu adipeux et un raffermissement de la peau. Après six séances de traitement et un suivi de trois mois, on constate une réduction de 0,5 cm au niveau des fesses, de 1,2 cm sur le tour de cuisse, et de 1,4 cm au niveau des hanches et du tour de taille.

On a assisté ces quinze dernières années à un véritable développement de ces techniques non invasives

1. Voir T. L. Alster, E. L. Tanzi, « Cellulite treatment using a novel combination radiofrequency, infrared light, and mechanical tissue manipulation device », *Journal of Cosmetic & Laser Therapy*, 2005 ; D. J. Goldberg, A. Fazeli, A. L. Berlin, « Clinical, laboratory, and MRI analysis of cellulite treatment with a unipolar radiofrequency device », *Dermatologic Surgery*, 2008 ; B. Ascher, « Safety and efficacy of UltraShape Contour I treatments to improve the appearance of body contours: multiple treatments in shorter intervals », *Aesthetic Surgery Journal*, 2010.

2. M. A. Adatto, R. M. Adatto-Neilson, G. Morren, « Reduction in adipose tissue volume using a new high-power radiofrequency technology combined with infrared light and mechanical manipulation for body contouring », *Lasers in Medical Science* 29, 2014.

qui font désormais partie intégrante de l'arsenal thérapeutique contre la cellulite. Il convient malgré tout de rester prudent dans le choix des établissements qui réalisent ce type de soins afin de vous orienter exclusivement vers des structures médicalisées.

La technique de subcision

Cette technique[1] est proposée en France depuis 2017 sous l'appellation Cellfina® par les laboratoires Merz. Elle a été décrite en 1995 par deux dermatologues new-yorkais, Norman et David Orentreich[2], dans le traitement de cicatrices du visage, puis développée dans l'indication de la cellulite par le Dr Doris Hexsel. Cette dernière présente une étude[3] réalisée sur 232 patientes ayant bénéficié de cette méthode en 1997 avec des résultats considérés comme probants. La technique évolue par la suite et obtient en 2013, sous sa forme actuelle, l'agrément de la FDA, avec la dénomination de subcision guidée par stabilisation tissulaire, appelée *Tissue Stabilized-Guided Subcision* ou TS-GS. Les indications sont celles de la cellulite fibreuse avec aspect plissé de la peau présentant de nombreuses

1. N. Schartz, « Cellfina : le nouveau dispositif médical pour éliminer la cellulite à capitons », *Réalités en chirurgie plastique*, janvier 2018.
2. D. S. Orentreich, N. Orentreich, « Subcutaneous incisionless (subcision) surgery for the correction of depressed scars and wrinkles », *Dermatological Surgery*, juin 1995.
3. D. M. Hexsel, N. Mazzuco, « Subcision: a treatment for cellulite », *International Journal of Dermatology*, 2000.

dépressions successives au niveau des fesses et des cuisses. Il s'agit généralement d'une cellulite très évoluée et ancienne. Le procédé de subcision consiste à libérer de petites zones de fixation fibreuse de la cellulite à l'aide d'un système équipé d'un micro-bistouri introduit sous la peau et guidé à l'aide de la plateforme Cellfina®. Le trajet d'insertion du micro-bistouri dans les tissus est réalisé avec un contrôle sur trois plans : horizontal, vertical, et en profondeur. Cette intervention se fait sous anesthésie locale dans des conditions d'asepsie rigoureuse. Elle donne de bons résultats sur la cause structurelle de la cellulite fibreuse, authentifiés par plusieurs études[1]. Elle ne peut toutefois s'envisager qu'après une analyse parfaite de l'aspect de cellulite lors d'une consultation préalable qui valide l'intérêt d'une telle intervention.

La lipoaspiration

Une des premières descriptions d'intervention de lipectomie à visée esthétique est évoquée dans le Talmud[2], dont les écrits se situent entre le IIe et le Ve siècle

1. M. S. Kaminer, W. P. Coleman, R. A. Weiss *et al.*, « Multicenter Pivotal Study of VacuumAssisted Precise Tissue Release for the Treatment of Cellulite », *Dermatological Surgery*, 2015 ; O. Ibrahim, A. Haimovic, N. Lee, M. S. Kaminer, « Efficacy Using a Modified Technique for Tissue Stabilized-Guided Subcision for the Treatment of Mild-to-Moderate Cellulite of the Buttocks and Thighs », *Dermatological Surgery*, 2018.

2. Ariel Toledano, *La médecine du Talmud, Au commencement des sciences modernes*, Paris, Éd. In Press, 2014.

de notre ère. On y trouve la mention d'une chirurgie réalisée sur Rabbi Eléazar, qui souffrait d'obésité. Le chirurgien procède à une extraction de la graisse abdominale après avoir fait ingurgiter au patient une potion soporifique pour l'endormir pendant l'intervention.

Ce n'est que quinze siècles plus tard qu'un chirurgien pratique ce genre d'intervention en Europe : en 1921, le Dr Charles Dujarrier, un chirurgien français, tente d'extraire du tissu adipeux de la face interne du genou à l'aide d'une curette obstétricale, opération qui se soldera tristement par l'amputation du membre inférieur.

Il faudra attendre encore une cinquantaine d'années pour qu'une technique fiable de liposuccion puisse voir le jour. Il s'agit de nouveau d'un chirurgien français, le Dr Yves Gérard Illouz, qui présente en 1977 une nouvelle technique de lipoaspiration à l'aide de canules introduites à partir de très petites incisions, permettant l'aspiration de graisses localisées. La technique ne cessera d'évoluer avec l'utilisation de micro-canules associées à différentes technologies comme celles des lasers qui permettent une destruction de la graisse. Les protocoles opératoires sont de plus en plus sûrs. Les résultats sont convaincants sur les surcharges graisseuses localisées. C'est probablement ce qui explique sa très grande popularité, bien que la tendance actuelle s'oriente désormais vers des techniques moins invasives.

Le palper-rouler

Le palper-rouler manuel

Le palper-rouler manuel est une technique de massage efficace sur la cellulite quand elle est pratiquée par un thérapeute qui est formé à ce type de soins. Il s'agit d'un massage réalisé sous forme d'un pétrissage vigoureux de la peau. On mobilise les amas graisseux pour faciliter le drainage des tissus et améliorer l'aspect de la peau.

Le palper-rouler automatisé

Les méthodes de lipomassage (palper-rouler automatisé type Cellu M6 ou endermologie de chez LPG) donnent de bons résultats tant sur la cellulite que sur le raffermissement des tissus, après 12 séances « d'attaque ». Cette technique développée depuis plus de 25 ans est réalisée grâce à un appareil qui saisit la peau entre deux rouleaux et la pétrit. Ces résultats ont été confirmés par l'étude du Pr Max Lafontan, directeur de recherche à l'INSERM de Toulouse, menée en 2009 pour la société LPG dans le Centre d'investigation clinique du CHU Purpan à Toulouse. Cette étude avait pour objectif de mesurer l'impact du palper-rouler par la technologie LPG sur les tissus graisseux, mais aussi d'analyser l'expression des gènes impliqués sur le métabolisme des graisses en comparant l'état du tissu adipeux avant et après traitement (12 séances). Pour cela, deux techniques d'évaluation ont été utilisées : la microdialyse (pour analyser la lipolyse au sein même du tissu adipeux et voir l'activité de la cellule graisseuse appelée adipocyte en direct) et les puces ADN (pour étudier l'expression des gènes). Les résultats de cette étude ont démontré une action indéniable sur les fibroblastes (un effet pro-collagènique de plus de 240 % et un effet pro-fibres élastiques de plus 160 %) améliorant la fermeté et l'élasticité des tissus, ainsi qu'une augmentation de la lipolyse de plus de 70 % en moyenne. L'identification de ces gènes est en cours actuellement, mais les premiers résultats montrent une action sur l'expression des gènes impliqués dans le métabolisme des graisses et des sucres, rappelant pour certains d'entre eux celle obtenue lors de régimes hypocaloriques.

Le palper-rouler automatisé ou lipomassage est donc une technique intéressante dans un programme de prise en charge de la cellulite. Les cabinets de kinésithérapie ou les centres spécialisés en esthétique sont en général pourvus de ce type d'équipements mais comme pour toute utilisation d'appareils technologiques, il est important de se renseigner afin de savoir si le praticien qui s'occupera de vous est vraiment expert et formé à la technique.

Il existe depuis quelques années des appareils vendus dans le commerce pouvant être utilisé à domicile, mais dont l'efficacité reste moindre comparée à celle des appareils de lipomassage des professionnels.

Ma gym anticellulite

La gym anticellulite a pour objectif de raffermir et de renforcer les masses musculaires situées au niveau des mollets, des cuisses et des fesses. Le programme est composé d'exercices à réaliser deux à trois fois par semaine à la maison, que l'on complète idéalement par des exercices en piscine deux fois par semaine car, comme nous l'avons déjà vu, la résistance exercée par l'eau intensifie le travail musculaire et renforce le drainage des tissus.

Exercice 1 : échauffement

Debout les jambes écartées, fléchissez le genou droit et tendez la jambe gauche sur le côté. Tendez les bras vers l'avant, baissez les épaules sans cambrer le dos en gardant la tête bien droite. Contractez le ventre et restez dans cette position quelques secondes. Refaites l'exercice en changeant de jambe, avec le genou gauche fléchi et la jambe droite tendue sur le côté. Répétez ces exercices au minimum deux fois par jour.

Exercice 2 : on muscle les fesses et les cuisses

Toujours debout, descendez en poussant le bassin vers l'arrière, comme si vous alliez vous asseoir. Maintenez les genoux au niveau des orteils. Abaissez les épaules, maintenez le cou dans l'axe de la colonne vertébrale et gardez les bras le long du corps. Puis redressez-vous en maintenant les fesses et les abdos bien contractés. Vous pouvez réaliser cet exercice également avec un haltère ou une petite bouteille d'eau dans chaque main. Cet exercice est à effectuer au moins deux fois par jour.

Exercice 3 : programme d'exercices à réaliser dans l'eau

Renforcement musculaire des mollets

Debout, les pieds écartés et parallèles, les genoux légèrement fléchis et les bras le long du corps. Prendre de l'élan, et sauter hors de l'eau, les bras vers le ciel. À réaliser 40 fois.

Raffermissement des mollets

Debout, face au rebord de la piscine. Vous vous abaissez comme pour vous asseoir, en poussant les fesses vers l'arrière jusqu'à ce que les cuisses et les mollets soient perpendiculaires, les genoux juste au-dessus des pieds. Vous remontez ensuite progressivement en gardant les fessiers contractés. À réaliser 40 fois.

Renforcement musculaire des cuisses

Debout de côté, une main appuyée sur le rebord de la piscine, la jambe d'appui fléchie, l'autre jambe tendue sur le côté. On effectue des élévations latérales de la jambe tendue, sans monter très haut, mais en veillant à garder les fessiers contractés, la jambe parfaitement tendue et la pointe du pied vers le sol. À réaliser 40 fois à droite et à gauche.

Raffermissement des cuisses

Vous êtes assis(e), en vous adossant sur le rebord de la piscine, les jambes tendues et les orteils à la surface de l'eau. Vous ouvrez lentement les jambes lentement puis les refermez en augmentant au fur et à mesure le rythme de vos mouvements. À réaliser 40 fois.

Raffermissement des fesses

Debout, face au rebord de la piscine, les mains posées sur le rebord, le buste légèrement penché vers l'avant, jambe d'appui fléchie, l'autre jambe en arrière tendue, pointes vers le sol et toujours fessiers contractés. On relève la jambe tendue d'arrière vers le haut. À réaliser 40 fois à droite et à gauche.

J'AI DES VARICOSITÉS

Programme anti-varicosites

La conquête du superflu donne une excitation spirituelle plus grande que la conquête du nécessaire. L'homme est une création du désir, non pas une création du besoin.

GASTON BACHELARD,
La Psychanalyse du feu

Le quatrième programme est axé autour des varicosités. Les Américains les nomment *spider veins* ou *thread veins*. Il s'agit de petites veinules rouges ou violacées pouvant apparaître sur les jambes, les cuisses, ou encore au niveau des chevilles. Leur incidence est importante, elle touche près de 50 à 70 % de la population générale. Elles affectent plus souvent le sexe féminin (3 hommes pour 4 femmes) et s'accroissent avec l'âge.

Les varicosités peuvent surgir très tôt. Elles font leur première apparition dès la puberté. Les grossesses sont également un moment propice à leur survenue. Elles s'atténuent toutefois spontanément après l'accouchement. Si ce n'est pas le cas, il est préférable de les traiter avant d'entamer une nouvelle grossesse.

Même si les varicosités sont, dans bon nombre de cas, simplement considérées comme une disgrâce esthétique, elles constituent le reflet d'une fragilité capillaire qui signe un début d'insuffisance veineuse superficielle. Je ne rentrerai pas dans ce débat qui vise à savoir ce que l'on doit considérer comme essentiel ou superflu, et si les varicosités constituent un problème esthétique ou médical. Je pense malgré tout que leur présence ne doit pas être ni négligée ni sous-estimée, car leur prise en charge, au-delà de l'amélioration esthétique, permettra de prévenir l'arrivée d'autres signes de la maladie veineuse. Leur traitement peut aussi apporter un véritable confort sur le plan fonctionnel s'il existe un retentissement douloureux ou une gêne fonctionnelle quelconque. Ce programme a pour but d'agir préventivement sur l'apparition des varicosités en renforçant la paroi des capillaires, tout en orientant sur les démarches thérapeutiques à envisager pour les faire disparaître.

Qu'appelle-t-on varicosités ?

Le terme médical est « télangiectasies intradermiques ». Il s'agit de dilatations (supérieures à 0,1 mm et jusqu'à 1 mm) de petites veinules intradermiques qui peuvent apparaître au niveau des cuisses, des jambes ou des chevilles. On peut en présenter aussi sur le visage (couperose), sur le thorax, au niveau du bas du dos ou sur le ventre.

Bilan veineux à envisager en cas de varicosités

Un bilan veineux est nécessaire, car les varicosités situées dans le derme ne sont pas isolées. Elles sont en effet en connexion avec les veines de l'hypoderme et les veines saphènes qui constituent le réseau veineux superficiel, mais aussi avec le réseau veineux profond via des veines perforantes. Cette interconnexion explique la nécessité de réaliser un bilan veineux complet devant l'apparition de varicosités. Il s'effectue au cours d'une consultation chez le médecin vasculaire.

Le bilan s'organise en trois temps :

– L'interrogatoire, qui apporte des informations sur les antécédents personnels et familiaux. Il permet d'évaluer s'il existe un retentissement fonctionnel au quotidien. Le médecin passe en revue la présence de facteurs de risque : âge, sexe, hérédité, surpoids, mode de vie, alimentation, consommation de tabac, état hormonal (contraception, nombre de grossesses, ménopause...), activité professionnelle, pratique d'un sport, etc. Il répertorie les traitements en cours ainsi que les allergies médicamenteuses, de plus en plus fréquentes.

– L'examen clinique se déroule ensuite principalement en position debout, à la recherche de signes cutanés d'atteinte des veines superficielles principales. Les varicosités sont analysées. Quelle est leur localisation ? Leurs formes ?

Il existe schématiquement trois types de varicosités : linéaires, angiomateuses et multiplans. Parmi les formes linéaires, on distingue celles qui sont centrées sur une veine d'alimentation et celles qui sont isolées. Les formes angiomateuses sont aussi de deux types, elles forment soit des nappes rouge violacé bien délimitées qui apparaissent généralement au cours de la grossesse, soit des « *mattings* » qui correspondent à des micro-varicosités enchevêtrées les unes dans les autres, donnant un aspect rosé à la peau. Enfin, les varicosités multiplans sont présentes sur plusieurs plans différents, passant du derme profond au derme superficiel. Les *mattings* et les varicosités multiplans sont les plus complexes à traiter.

Les pieds et les chevilles sont ensuite examinés à la recherche de varicosités particulières telles que la couronne phlébectasique (*corona phlebectatica*). Il s'agit de varicosités rouges ou violacées associées à des veinules sous-cutanées dilatées qui donnent un aspect érythrocyanique (pourpre, voire violacé) à la face médiale ou latérale du pied. Elle peut également être circonférentielle sur l'ensemble du cou-de-pied.

– L'échographie Doppler va permettre de rechercher la présence d'un reflux d'une veine superficielle ou d'une perforante alimentant les varicosités en surface. C'est un moment clé de la consultation. Il s'agit d'une échographie qui est réalisée en position debout. Elle permet d'établir une cartographie de l'ensemble du réseau veineux. Cet examen est fondamental, car il guide le type de traitement à envisager.

Cas particuliers de la *corona phlebectatica*

Il s'agit de multiples varicosités rouges ou violacées en forme d'éventail siégeant sur les faces médiales ou latérales du pied. Cet aspect est souvent le reflet d'une maladie veineuse évoluée. On l'appelle également la couronne phlébectasique paraplantaire. Elle a été décrite par Van der Molen en 1960. Elle est considérée comme un signe prédicteur précoce de la survenue de troubles trophiques. On est donc, dans ce contexte précis, face à un problème bien plus médical qu'esthétique, qui impose une prise en charge préalable de l'insuffisance veineuse superficielle sous-jacente.

Protection solaire

Voilà une information peu répandue à propos des jambes, mais il faut savoir que le soleil favorise l'apparition de varicosités, aussi bien sur le visage que sur le reste du corps. Il est donc préférable de se protéger du soleil ou d'appliquer une crème protectrice d'un indice 30 ou 50 en fonction du type de peau.

CONSEILS ET TRAITEMENTS PROPOSÉS

Mon régime alimentaire

Il faut privilégier les aliments riches en antioxydants, notamment les fruits et les légumes. L'objectif est de réduire les effets de l'oxydation sur les capillaires. La consommation des protéines comme celles du poisson est recommandée, car il contient des oligoéléments comme le zinc et le sélénium, des antioxydants qui renforcent la structure de la paroi veineuse. Il faut à l'inverse éviter la consommation d'aliments très épicés et diminuer les boissons alcoolisées, qui accentuent la dilatation des capillaires.

Huiles essentielles

L'huile essentielle d'Hélichryse italienne (immortelle), que l'on peut utiliser par un système de diffusion ou en application locale en la mélangeant à de l'huile végétale de calophylle, est particulièrement indiquée dans le traitement des varicosités.

Médicaments veinactifs

La présence de varicosités qui signent une fragilité capillaire oriente vers le choix d'un médicament veinactif ayant une activité hémorréologique, c'est-à-dire qui améliore la fluidité du sang. Il s'agit de la troxérutine ou des molécules contenant de la vitamine E, par exemple : Rhéoflux®, Veinamitol®, 1 ampoule ou 1 sachet par jour pour 1 mois ; Difrarel 100®, 3 à 6 comprimés par jour durant 20 jours ; Véliten®, 3 comprimés par jour pendant 20 jours également.

La présence de rougeur dans les chevilles ou au niveau des faces internes des jambes oriente le traitement vers des médicaments veinactifs qui contiennent du ruscus (Cyclo 3® ou Bicirkan®).

Il est tout de même préférable de demander l'avis de son médecin traitant, même si les médicaments veinactifs s'obtiennent sans ordonnance.

Prescriptions homéopathiques

On recommande l'arnica (*Arnica montana*) à moyenne dilution (9 CH), à raison de trois granules, trois fois par jour, durant un mois. Cette prescription est recommandée en cas de varicosités et de tendance aux hématomes.

Contention de maintien ou compression élastique ?

La contention de maintien est une gamme de bas, chaussettes ou collants vendus librement dans le commerce. Elle diffère de la compression médicale qui s'obtient sur ordonnance, car les pressions exercées par l'orthèse sont faibles, en dessous de 15 mm Hg, ce qui correspond au degré de pression de la classe 1 de la compression médicale. Elle est recommandée dans la prévention de la maladie veineuse, notamment au cours d'une immobilité prolongée ou lors des voyages en avion de courte durée (moins de 3 heures). On la conseille uniquement chez les personnes présentant des varicosités isolées sans douleur associée. L'objectif est simplement préventif. Si les varicosités sont associées à des varices plus conséquentes, la compression médicale est alors souhaitable.

Microsclérose ou laser vasculaire ?

Le traitement des varicosités dépend de leurs aspects, de leur couleur, et de leur localisation. Il existe deux méthodes qui peuvent être complémentaires : la microsclérose dont le principe est chimique (injection d'un produit sclérosant) et le laser, une énergie lumineuse ayant pour but de favoriser une photocoagulation de la veine à traiter.

La microsclérose

C'est une technique parfaitement indolore qui consiste à injecter un produit sclérosant dans la varicosité afin de la rétracter. On utilise généralement en France le lauromacrogol 400 (Aetoxisclerol®), le tétradécyl sulfate de sodium (Fibrovein®), ou encore l'alun de chrome (Scleremo®). Ces produits sont bien tolérés et les réactions allergiques sont exceptionnelles, mais il faut que l'injection soit pratiquée par un médecin parfaitement formé à la technique et ayant une connaissance approfondie de l'anatomie veineuse.

Cette technique a toutefois ses limites, car elle dépend du diamètre de la varicosité : plus celle-ci est fine, moins on arrivera à y injecter un produit, d'autant que la plus fine des aiguilles mesure 0,3 mm. En dessous de ce chiffre, la varicosité ne peut être traitée par microsclérose. On doit donc proposer une autre technique au patient.

Après la microsclérose, il faut éviter les bains chauds, saunas, ou hammams. L'exposition solaire est déconseillée pendant une dizaine de jours, car elle accroît le risque de pigmentation et favorise une dilatation, ce qui va à l'encontre de l'action souhaitée.

On évitera également une épilation à la cire dans les jours qui suivent. En revanche, on peut poursuivre une activité professionnelle tout à fait normale. De même, le sport n'est pas contre-indiqué dans les suites immédiates de l'intervention.

Les risques liés à la microsclérose sont très faibles si les indications sont bien posées. On peut cependant voir apparaître immédiatement après un petit gonflement ainsi que des démangeaisons localisées aux points d'injections, de même que la présence de petits hématomes qui disparaîtront spontanément en une à deux semaines. On peut constater aussi la présence de petits caillots de sang si la varicosité traitée est de gros diamètre. Le médecin vasculaire réalisera une micro-ponction pour les évacuer. Enfin, dans de rares cas, on peut noter la survenue d'une pigmentation qui disparaît généralement dans les mois qui suivent le traitement.

L'Agence nationale de sécurité du médicament (ANSM) rappelle, dans un communiqué publié le 3 janvier 2022, qu'il est important que les contre-indications de la sclérothérapie soient parfaitement respectées pour éviter que des effets indésirables graves ne surviennent, comme l'apparition de troubles du rythme cardiaque ou la survenue d'une maladie thromboembolique veineuse.

Parmi les contre-indications, on peut citer : une anomalie cardiaque connue qui entraîne des échanges sanguins entre les oreillettes (qu'on appelle un foramen ovale perméable), un antécédent de thrombose veineuse, d'embolie pulmonaire ou d'accident vasculaire cérébral (AVC), une artériopathie des membres inférieurs, une infection aiguë, une maladie systémique non contrôlée (diabète de type I, hyperthyroïdie non équilibrée, tuberculose, asthme, cancer, affection respiratoire aiguë, ou encore affection cutanée), un antécédent de chirurgie de moins de 3 mois, un alitement prolongé quelle qu'en soit la cause, une hypersensibilité au produit sclérosant utilisé, un risque élevé de thrombose, comme la présence d'une thrombophilie familiale, et enfin des facteurs de risque multiples (contraception hormonale, traitement hormonal substitutif, obésité importante, tabac, immobilité prolongée...).

Il est donc important de bien choisir le praticien qui réalisera cet acte afin qu'il évalue que l'indication est parfaitement adaptée à votre état de santé. La microsclérose donne de bons résultats esthétiques, mais elle est souvent associée à d'autres techniques telles que le laser, voire à des scléroses de trajets variqueux qui peuvent alimenter certaines varicosités.

Plus les varicosités sont traitées tôt, quelques mois après leur apparition, plus le résultat esthétique sera efficace rapidement. *A contrario*, plus les varicosités sont anciennes, plus le résultat esthétique sera long à obtenir. Il est donc conseillé de s'en préoccuper dès leur apparition, et de ne surtout pas attendre que les varicosités s'installent et adhèrent au tissu intradermique.

On recommande le port d'une contention de classe 2 ou 3 après une microsclérose, surtout si elle est associée au traitement de veines réticulaires[1]. Une étude[2] publiée en 2007, qui compare la sclérothérapie de varicosités et

1. Les veines réticulaires sont des veines qui risquent d'évoluer en varices et dont le diamètre est compris entre 1 et 3 mm.

2. P. Kern, A. A. Ramelet, R. Wutschert, D. Hayoz, « Compression after sclerotherapy for telangiectasias and reticular leg veins: a randomized controlled study », *Journal of Vascular Surgery*, 2007. Nous verrons que, dans le traitement des varices, il n'y

de veines réticulaires avec ou sans compression, a montré que les résultats esthétiques étaient meilleurs dans le groupe avec compression. La durée de la compression est en général de 5 à 7 jours.

Les lasers vasculaires transcutanés

Les lasers ont révolutionné depuis une trentaine d'années le traitement des varicosités des membres inférieurs. Quel que soit leur aspect, ils sont de plus en plus efficaces et font partie de l'arsenal thérapeutique de tout médecin vasculaire. Deux principaux types de lasers sont utilisés : les lasers KTP et les lasers Nd-YAG.

– Le laser KTP est caractérisé par une émission laser à 532 nm. Il permet de traiter des varicosités de petit diamètre, mesurant entre 0,1 mm et 0,3 mm. Il traite principalement des lésions rouges linéaires ou en forme de taches. Les dernières générations de lasers sont équipées de pièces à mains sophistiquées, qui administrent de très légères micro-impulsions afin d'agir spécifiquement sur les taches vasculaires tout en remodelant les tissus. Ils sont équipés d'un système de refroidissement qui améliore le ressenti au cours du soin.

– Le laser Nd-YAG est caractérisé par une longueur d'onde à 1 064 nm. Il permet le traitement des varicosités dont le diamètre est supérieur à 0,4 mm.

---

a pas de consensus international, ni d'étude qui vise à accréditer cette attitude.

Ces lasers peuvent traiter des veines bleues mesurant jusqu'à 2 mm. Ils sont également pourvus d'un système de refroidissement qui améliore le confort des séances. Ils agissent principalement sur les lésions bleues ou violacées.

Il faut savoir que les résultats des lasers dépendent de l'opérateur qui les manipule. Le choix du praticien est donc fondamental, et il est préférable de s'orienter vers un médecin vasculaire expérimenté en laser qui ne se limitera pas à aborder l'aspect esthétique, mais aura une vision plus générale de la santé de vos jambes.

À savoir avant de débuter un traitement laser des varicosités

Avant une séance, il est préférable d'avoir la peau débronzée et épilée, et d'éviter la prise de médicaments anti-inflammatoires 48 heures avant.

La séance dure 15 à 30 minutes. Il faut compter deux à cinq séances en fonction des zones atteintes. Sur une même zone, la séance doit être espacée au mieux de quatre à huit semaines.

À l'issue de la séance, une sensation de chaleur apparaît, associée à une rougeur autour des zones d'impact. Au bout de quelques jours, des marques ressemblant à des micro-croûtes vont se former sur les zones traitées. En réalité, il ne s'agit pas vraiment de croûtes, mais simplement de la marque de la photocoagulation visible par transparence de la peau. Ces marques vont persister en moyenne trois à huit semaines.

On conseille, pour améliorer la cicatrisation, de recourir à des pulvérisations d'eau thermale et l'application de crèmes apaisantes sur la zone traitée. Il faut bien hydrater la peau pendant une semaine après la séance et appliquer si besoin un écran total sur l'ensemble des zones concernées. Les résultats sont progressifs et apparaissent en général à compter de la troisième, voire de la deuxième séance. Il est également recommandé d'éviter le soleil au minimum trois semaines après la séance, et ce, tant que les marques du laser sont encore visibles.

Les lasers KTP sont généralement indolores. Les lasers Nd-YAG, quant à eux, sont d'autant plus douloureux que le diamètre des vaisseaux traités est important. On peut conseiller l'application d'une crème anesthésiante type Emla®, avec pansement occlusif, environ une heure avant le laser, pour les patients qui appréhenderaient l'idée d'une séance.

En attendant les résultats, on peut camoufler les varicosités en utilisant une crème teintée, un stick correcteur, un anticerne ou un fond de teint. Il existe une gamme adaptée au camouflage des lésions vasculaires du corps nommée Covermak leg magic®, disponible en douze teintes différentes. Cette gamme est résistante à l'eau et protège légèrement des UVA et UVB, avec un indice assez faible toutefois (SPF 16).

Gym anti-stase

Elle s'organise en trois phases : échauffement où se mêlent étirements et exercices respiratoires ; ensuite, exercices musculaires tels que ceux décrits dans le programme antidouleur (mouvements de pédalage et de mobilisation des chevilles) ; enfin, on termine la séance par une phase de relaxation où les jambes sont surélevées. Cette gym anti-stase doit s'associer à un véritable programme de marche quotidien.

Massages anti-stase

Il s'agit d'effleurements ou de massages circulaires du bas vers le haut. Il est fondamental que les massages soient réalisés avec beaucoup de douceur pour éviter l'apparition d'hématomes qui risqueraient d'aggraver la fragilité capillaire.

Les soins recommandés en thalasso ou en cures thermales

Les aérobains et douches subaquatiques à des températures modérées mobilisent les volumes sanguins superficiels. Ces soins agissent sur la stase veinulo-capillaire cutanée qui réduit le risque d'apparition de varicosités.

J'AI DES VARICES

Programme anti-varices

Soigner, c'est tout à la fois soigner quelque chose et soigner quelqu'un.

FRÉDÉRIC WORMS,
Le moment du soin, À quoi tenons-nous ?

Prendre soin, c'est *à la fois* se relier les uns aux autres, de manière individuelle, expressive, globale, et s'absorber dans le détail minutieux de la chose même, avec le dévouement technique mis à la préserver de la dégradation !

FRÉDÉRIC WORMS,
« Les deux concepts du soin.
Vie, médecine, relations morales »

Les varices sont connues depuis l'Antiquité, et sont régulièrement évoquées dans la littérature médicale. Ainsi, dans le papyrus Ebers, l'un des plus anciens traités médicaux, qui date de 1550 av. J.-C., les varices sont décrites comme des dilatations serpentines des membres inférieurs. Hippocrate écrivait aux chapitres des plaies qu'il faut percer les varices par intervalle tout en appliquant un bandage compressif après avoir pris soin de retirer tout caillot des incisions. Galien, le médecin de l'empereur Marc-Aurèle, opérait les varices à l'aide de petits crochets. Le célèbre chirurgien français de l'époque médiévale, Guy de Chauliac, estimait quant à lui qu'on expulsait l'humeur mélancolique responsable de l'apparition des varices en les excisant et en les vidant. De manière tout aussi amusante, Hippocrate affirmait dans ses aphorismes que les personnes chauves n'avaient pas de varices et que, si leurs cheveux repoussaient, elles seraient susceptibles d'en avoir. On peut ainsi observer que cette pathologie est aussi vieille que le monde et qu'il n'est pas toujours aisé de différencier, au cours de l'Antiquité, les propos sérieux des assertions fantaisistes, alors même qu'elles émanent de grandes figures médicales.

Jusqu'à la fin du XIXe siècle, les varices étaient exclusivement l'objet de traitements chirurgicaux. Mais au début du XXe siècle, plusieurs médecins en Europe, principalement en France et en Allemagne, ont l'idée d'injecter des produits à visée sclérosante dans les veines. L'ère de la sclérothérapie commence et devient peu à peu une solution alternative aux techniques chirurgicales. Cette technique ne fera qu'évoluer et s'imposera au fil du temps comme une technique de référence dans le traitement des varices. Nous évoquerons plus spécifiquement les diverses options thérapeutiques dans la partie consacrée au traitement.

Les varices représentent une pathologie fréquente qui affecte 25 à 35 % de la population française. On estime à 8 % son incidence chez les femmes entre 20 et 30 ans, puis à 41 % aux alentours de 50 ans, et elle atteint 72 % à partir de 70 ans. Il existe une nette prédominance féminine, mais les hommes représentent malgré tout un tiers des cas. Ce cinquième programme est centré autour de la prise en charge des varices, de leur prévention et des complications qu'elles peuvent générer. Les mécanismes physiopathologiques à l'origine de cette affection sont aujourd'hui mieux identifiés. Ils permettent une approche thérapeutique encore plus spécifique. Par ailleurs, l'essor des nouvelles techniques interventionnelles a permis d'améliorer la prise en charge des varices, tant sur le plan esthétique que sur le plan médical.

Qu'appelle-t-on varices ?

Les varices sont des veines superficielles dilatées dont le diamètre est généralement au-dessus de 3 mm et dans lesquelles le sang circule à contre-courant, c'est-à-dire du haut vers le bas. Elles sont dans la majorité des cas dites essentielles ou primitives, c'est-à-dire qu'elles n'ont pas de cause identifiée. Il existe en revanche des facteurs de risque bien identifiés tels que l'hérédité, l'âge, le sexe, l'activité professionnelle, l'alimentation ou le surpoids. Dans une faible proportion, environ 5 %, elles sont dites secondaires, c'est-à-dire qu'elles apparaissent dans les suites d'une thrombose ou une compression d'un segment veineux.

Les varices sont généralement situées au niveau des membres inférieurs, mais il existe des localisations spécifiques chez la femme, au niveau pelvien, périnéal et vulvaire[1] et au niveau testiculaire chez l'homme (varicocèle[2]).

Les variations hormonales successives dans la vie d'une femme sont des moments cruciaux dans l'apparition de

1. Les varices pelviennes sont des varices qui touchent le petit bassin aux dépens des veines utérines et ovariennes. Elles peuvent être en lien avec des varices périnéales et des varices vulvaires. Elles apparaissent souvent au cours des grossesses et disparaissent ensuite. Si elles persistent ou qu'elles provoquent un syndrome de congestion pelvienne, il se discute l'intérêt d'une embolisation ou d'une sclérothérapie.

2. La varicocèle est une dilatation des veines situées dans le cordon spermatique au-dessus des testicules. Elle touche environ 15 % des hommes sans distinction d'âge mais quand elle apparaît chez des hommes jeunes, cette pathologie pourrait avoir un impact sur la fécondité, ce qui pourrait encourager à envisager une intervention. Le traitement par embolisation tend à se substituer de plus en plus à la technique chirurgicale classique de ligature des veines refluentes.

varices : la puberté, les grossesses et enfin la ménopause constituent des périodes propices à leur apparition. De même, la mise en route d'un traitement contraceptif ou d'un traitement hormonal quelconque modifie la stabilité de l'hémodynamique veineuse, et ce d'autant plus qu'il existe un terrain familial. Au cours d'une première grossesse, on évalue le risque de développer des varices à 19 %. Il passe à 46 % au cours de la deuxième grossesse, puis à 65 % à compter de la cinquième. Les varices apparaissent le plus souvent au cours du premier trimestre en lien avec un facteur hormonal, mais elles vont continuer à s'aggraver jusqu'au troisième trimestre, cette fois à cause du facteur mécanique, comme nous l'avons vu : l'utérus appuyant sur les veines pelviennes diminue l'efficacité du retour veineux. La prise de poids et l'hérédité sont en général d'autres facteurs qui peuvent favoriser l'apparition de varices au cours de la grossesse.

Il faut aussi rappeler qu'il y a des métiers à risque, et qui nécessite de porter une attention particulière à l'état des jambes. Il s'agit des professions nécessitant une station prolongée debout ou assise, d'autant plus qu'elles s'effectuent dans un environnement soumis à des sources permanentes de chaleur.

Enfin, le tabac est souvent négligé comme facteur de risque de l'insuffisance veineuse, car il est vu plutôt comme facteur aggravant les risques de maladies cardio-vasculaires. Il est toutefois utile de rappeler qu'une personne qui fume depuis vingt ans a autant de risques de développer des varices qu'une personne qui travaille en station debout quatre heures par jour.

L'hypoxie induite par le monoxyde de carbone libère en effet des facteurs inflammatoires qui augmentent la perméabilité capillaire, qui expose à l'apparition de varicosités et de varices.

Évaluation de l'état veineux

L'apparition de varices nécessite un bilan veineux qui est effectué au cours d'une consultation chez le médecin vasculaire. Il s'organise en trois temps : l'interrogatoire, l'examen clinique et la réalisation d'une écho Doppler.

– L'interrogatoire apporte des informations sur les antécédents personnels et familiaux. Il permet d'évaluer le retentissement fonctionnel au quotidien. Le médecin passe en revue la présence de facteurs de risque tels que l'âge, l'hérédité, le mode de vie, l'alimentation, la présence d'un surpoids, le tabac, l'état hormonal (contraception, nombre de grossesses, ménopause), l'activité professionnelle et la pratique d'un sport[1]. Il répertorie les traitements en cours ainsi que les allergies médicamenteuses éventuelles.

– L'examen clinique se déroule principalement en position debout sur un escabeau. Les varices sont analysées. Quelle est leur localisation ? Existe-t-il des signes de souffrance cutanée ? Y a-t-il des marques

1. Les veines sont très dilatées chez les grands sportifs. Elles sont proportionnelles au débit sanguin et à l'hypertrophie musculaire que génèrent les efforts répétés. Il ne s'agit donc pas de varices.

de grattage ? Un eczéma ? Une coloration rouge des chevilles ? Un œdème ? Ce sont autant d'éléments qui peuvent informer sur l'ancienneté des varices. Rappelons que l'insuffisance veineuse superficielle évolue lentement sur plusieurs décennies et que les ressentis et les symptômes sont très différents d'un patient à l'autre, quel que soit le stade évolutif.

Les complications que l'on redoute sont l'apparition de troubles trophiques et les risques d'une thrombose. Parmi les troubles trophiques, on note l'apparition d'un eczéma ou une pigmentation de la peau, la dermite ocre. À ce stade, les troubles sont réversibles. Mais, si l'on ne s'en préoccupe pas, des complications peuvent survenir, telles que l'apparition d'une hypodermite scléreuse. Elle donne un aspect cartonné à la peau, qui deviendra de plus en plus foncée, avec le risque que les lésions deviennent irréversibles. Cette situation peut engendrer l'apparition d'un ulcère variqueux qui mettra beaucoup de temps à cicatriser. La thrombose veineuse superficielle est une complication qui se voit dans environ 10 % des varices non traitées. Elle nécessite de rechercher une atteinte de réseau veineux profond et de prendre conscience qu'il devient urgent de prendre soin de ses jambes. Les pieds sont aussi examinés à la recherche d'une déformation comme des pieds plats ou creux, et pour voir s'ils sont aussi le siège de varices ou de varicosités.

– Enfin, l'échographie Doppler va permettre de localiser l'origine du reflux et l'étendue des varices. Elle établit une cartographie des varices qui guidera le traitement le plus approprié à envisager.

La classification CEAP, évaluation du stade précis des affections veineuses chroniques

Il s'agit d'une classification internationale de l'insuffisance veineuse superficielle qui a été rédigée par un comité international sous l'égide de l'American Venous Forum en 1994. Elle permet de définir le stade exact d'un état veineux en fonction des signes cliniques, étiologiques, anatomiques, physiopathologiques, dont les initiales forment le sigle CEAP. Sa présentation détaillée permet de constater les multiples facettes de la maladie veineuse, tant sur le plan des symptômes que de sa localisation anatomique, ou encore de son origine et des mécanismes physiopathologiques. À cette classification internationale s'associent des scores de sévérité (*venous clinical severity score* ou VCSS) qui permettent d'évaluer la sévérité de la maladie veineuse avec une échelle comprise entre 0 et 30.

Classification clinique (C)

Elle définit les sept stades cliniques évolutifs des affections veineuses chroniques. Chaque stade décrit peut être complété par une information de la présence de symptômes (douleurs, démangeaisons, crampes ou encore sensation de jambes lourdes). On y ajoute ensuite la lettre A pour asymptomatique et S pour symptomatique. Nous voyons bien, comme nous l'avons déjà expliqué, que la douleur n'est pas obligatoirement présente, même dans les cas d'insuffisance veineuse très évoluée.

- C0 : pas de signe visible ou palpable de maladie veineuse
- C1 : télangiectasies ou veines réticulaires
- C2 : veines variqueuses. Elles se différencient des veines réticulaires par leur diamètre, qui est égal ou supérieur à 3 mm.
- C3 : œdème veineux
- C4 : altérations cutanées ou du tissu cellulaire sous-cutané liées à une maladie veineuse chronique. Cette classe est scindée en deux parties afin de mieux différencier la sévérité de la maladie veineuse :
  - C4a : pigmentation ou « eczéma » veineux
  - C4b : hypodermite scléreuse ou atrophie blanche
- C5 : ulcère cicatrisé
- C6 : ulcère non cicatrisé

Classification étiologique (E)

Elle permet de distinguer les différentes origines de l'insuffisance veineuse superficielle, qui reste primitive dans la majorité des cas.

- Ec : étiologie congénitale
- Ep : étiologique primitive
- Es : étiologique secondaire (post-thrombotique)
- En : pas d'étiologie veineuse identifiée

Classification anatomique (A)

Elle définit avec précision la localisation anatomique où se situe le problème veineux.

- As : système veineux superficiel
  1 : télangiectasies, veines réticulaires
  2 : grande veine saphène au-dessus du genou
  3 : grande veine saphène au-dessous du genou

4 : petite veine saphène
5 : axe non saphénien
- Ad : système veineux profond
6 : veine cave inférieure
7 : veine iliaque commune
8 : veine iliaque interne
9 : veine iliaque externe
10 : veines pelviennes
11 : veine fémorale commune
12 : veine fémorale profonde
13 : veine fémorale superficielle
14 : veine poplitée
15 : veines jambières (ou crurales) : tibiales antérieures, postérieures et fibulaires
16 : veines musculaires (touchant le mollet) : gastrocnémiennes (jumelles), soléaires ou autres
- Ap : veines perforantes
17 : au niveau de la cuisse
18 : au niveau du mollet
- An : pas de lésion anatomique identifiée

Classification physiopathologique (P)

Elle permet de définir le mécanisme à l'origine de l'insuffisance veineuse. Il s'agit d'un reflux dans la majorité des cas, mais il peut être associé à une obstruction qui apparaît dans les suites d'une thrombose.

- Pr : reflux
- Po : obstruction
- Pr, o : reflux et obstruction
- Pn : pas de physiopathologie veineuse identifiée

Les ulcères veineux

Les ulcères sont des plaies qui apparaissent au niveau des jambes et des chevilles. En 2012, on a compté 440 000 cas en France[1]. La prévalence des ulcères variqueux est de 0,63 % dans la population générale, et entre 4 et 5 % chez les plus de 80 ans. On parle d'ulcère quand on constate que la plaie ne cicatrise pas spontanément au bout de 6 semaines. L'origine vasculaire est la plus fréquente, et 2/3 d'entre eux sont liés à une maladie veineuse. Les femmes sont plus souvent touchées que les hommes, et généralement à partir de 60 ans. L'incidence des ulcères a diminué ces dernières années, du fait d'une sensibilisation accrue aux problèmes veineux.

Ces plaies nécessitent une prise en charge lourde qui s'organise sur une longue période. Elle se fait autour de trois objectifs : la cicatrisation de la plaie, mais aussi la prévention de la récidive et la réduction de l'hyperpression veineuse. Le premier objectif est obtenu à travers des soins infirmiers réguliers et l'application de pansements adaptés[2] qui favorisent la

---

1. O. Rames, S. Sebo, R. Pécault, E. Agamaliye, P. Tuppin, M. Rodde Dunetet, A. Bouchet, T. Jan, J. Courtois, « Plaies chroniques en France : prévalence, caractéristiques et évolution », *Journal des plaies et cicatrisations*, 2014.

2. Il existe plusieurs types de pansements utilisés à différents stades de la cicatrisation. Dans la phase initiale de détersion, on utilise des pansements hydrogels, dont l'objectif est de créer un milieu humide qui stimule le processus de détersion naturel de

cicatrisation. L'application des pansements a aussi un effet antalgique sur les douleurs que génère l'ulcère. Les deux autres objectifs sont liés. Ils sont corrélés à la prise en charge des varices sous-jacentes. Les techniques endoveineuses et la sclérothérapie ont permis d'envisager les traitements des reflux sans être trop invasifs. La compression joue un rôle fondamental dans les soins des ulcères et dans la prévention des récidives. Plusieurs études ont démontré le bénéfice thérapeutique de la compression dans la prise en charge des troubles trophiques veineux. On peut utiliser, dans la phase de cicatrisation, des systèmes de bandages multicouches qui permettent d'obtenir des pressions supérieures à 40 mm Hg. Mais on peut arriver à des chiffres de pression équivalents en superposant deux chaussettes de compression de classe 2.

---

la plaie tout en facilitant la détersion mécanique. Ils sont composés essentiellement d'eau gélifiée, qui peut être associée à de l'alginate de calcium. En phase de bourgeonnement, les pansements hydrocellulaires sont préférés car ils ont un fort pouvoir absorbant. Puis, en phase d'épidermisation, les pansements hydrocolloïdes sont les plus utilisés. Ils sont constitués de deux couches, une interne à base de particules hydrophiles qui permet d'absorber les exsudats, et une externe constituée d'un film semi-occlusif ou d'une mousse comme protection des surinfections. Le choix du type de pansements dépend de la nature de la plaie et des habitudes du praticien prescripteur.

Conseils et traitements proposés

Trois types de techniques pour traiter les varices

Il est tout d'abord nécessaire d'expliquer le principe qui régit l'ensemble des techniques interventionnelles de prise en charge des varices. Il consiste à supprimer le segment veineux qui est malade, car il n'est pas aujourd'hui possible de réparer une veine qui n'est plus fonctionnelle[1]. L'objectif est de retirer une veine superficielle pour préserver le réseau veineux profond, dont le rôle est essentiel dans le retour veineux global de l'organisme.

Les techniques chirurgicales classiques procèdent au retrait du segment veineux malade. On parle alors d'ablation chirurgicale. Mais aujourd'hui, les techniques endoveineuses ont supplanté la chirurgie. Il s'agit de techniques utilisant principalement le laser ou la radiofréquence comme procédés d'ablation thermique. D'autres techniques sont en cours d'évaluation, comme l'utilisation de la colle cyanoacrylate, de la vapeur, des micro-ondes ou des ultrasons focalisés de haute intensité (HIFU). Ces techniques sont réalisées en France dans des blocs opératoires. Seule la

1. Il existe des procédures de réparation valvulaire appelées valvuloplasties. Elles sont utilisées dans les atteintes du système veineux profond dues à des séquelles de thromboses veineuses profondes. Reste que, le plus souvent, même dans cette indication, la réparation valvulaire n'est pas possible.

sclérothérapie se pratique au cabinet de consultation du médecin vasculaire et reste la technique de référence des soins médicaux non invasifs. Elle a bénéficié de nombreuses évolutions ces dernières années qui permettent d'étendre ses indications. La tendance actuelle, de manière générale, est de privilégier des techniques moins traumatisantes au détriment de la chirurgie classique. On distingue ainsi trois types de techniques : les techniques médicales utilisables en cabinet, les techniques endoveineuses réalisables dans un bloc opératoire en milieu hospitalier ou en clinique, et enfin les techniques chirurgicales.

La sclérothérapie ou ablation chimique

La sclérothérapie est une technique d'ablation chimique des varices développée depuis plus d'un siècle en Europe. Elle correspond à l'injection d'un produit sclérosant dans la varice afin d'entraîner sa rétraction et sa résorption. Cette technique donne de très bons résultats sur les varices de calibres modérés compris entre 2 et 5 mm[1]. Au-delà de ce diamètre, les risques de complications et d'échec sont plus fréquents. Les principaux produits sclérosants utilisés en France sont le lauromacrogol (Aetoxisclerol®), le Tétradécyl sulfate de sodium (Fibrovein®) et la Glycérine chromée (Scleremo®). Cette technique a beaucoup évolué ces

1. Plusieurs études concernant la sclérothérapie ou le laser ont montré que plus le diamètre de la veine augmentait (au-delà de 6 mm), plus le risque d'échec de la procédure était important.

dernières années, tant sur la nature du produit injecté que sur la méthode d'injection. En effet, si pendant de nombreuses années le produit injecté était liquide, certains phlébologues ont proposé de confectionner une mousse à partir du liquide sclérosant. C'est ce qu'on appelle la sclérose à la mousse. On utilise un kit de deux seringues reliées par un robinet à trois voies. Il en existe deux types vendus en pharmacie : EasyFoam (Kreussler Pharma) et Sterivein. On prélève le produit sclérosant dans une des seringues et dans l'autre, on laisse pénétrer de l'air ambiant à l'aide d'un filtre que l'on retire ensuite. On effectue alors plusieurs va-et-vient entre les deux seringues, ce qui amène à la fabrication de la mousse. Cette préparation est réalisée au cours de la consultation où le geste a été planifié. On considère que la mousse potentialise l'effet de l'agent sclérosant sur la paroi des varices de gros calibres. Reste un bémol, celui de la difficile standardisation de la technique, malgré le développement de ces kits, qui n'assure pas que les caractéristiques d'une mousse soient reproductibles d'une consultation à l'autre. Il faut aussi prévoir d'injecter rapidement la mousse préparée, car au bout de trente secondes les propriétés physiques de cette dernière sont modifiées.

Parmi les autres innovations de la sclérose, on retrouve des techniques permettant de guider l'injection afin de traiter des varices plus internes ou invisibles à l'œil nu. C'est ainsi que l'on a vu se développer deux techniques d'injection : l'échosclérose (sclérose guidée par l'échographie) et la sclérose guidée par transillumination.

– L'échosclérose : Le médecin vasculaire réalise la sclérose en étant guidé par l'échographie. Cette technique permet de traiter des varices internes.

– La sclérose guidée par transillumination : l'intérêt de cette technique est de visualiser des veines situées dans les premiers millimètres du derme non visibles à l'œil nu ni en mode échographique. On envoie une source lumineuse (rouge ou orange) sur la peau qui laisse transparaître le réseau veineux superficiel. Il existe de nouveaux procédés d'illumination, comme Acuvein ou VeinViewer, qui permettent d'afficher numériquement en temps réel l'ensemble du réseau veineux sur la peau de la zone à traiter. Ces techniques ne s'appliquent qu'à des veines de petits calibres non visualisées en échographie, jusqu'à 2 mm de profondeur.

Apres sclérothérapie de varices, il est d'usage en France de recommander le port d'une compression de classe 2 ou 3[1]. Il faut rappeler que la sclérothérapie est une technique qui doit être pratiquée par un médecin entraîné ayant une parfaite connaissance de l'anatomie veineuse. Certains effets indésirables, comme l'apparition de troubles visuels ou de migraines dans les suites immédiates de la séance, doivent faire rechercher la présence d'un foramen ovale perméable, c'est-à-dire une communication entre les deux oreillettes du cœur.

1. L'école historique de phlébologie française ne pouvait concevoir une sclérothérapie sans compression. Mais il n'y a pas de consensus international, ni d'étude qui tende à accréditer cette habitude dans les suites de la sclérothérapie des varices.

Ce type d'effets indésirables est d'ailleurs plus fréquent en cas de sclérothérapie à la mousse.

Rappelons que la grossesse et l'allaitement sont considérés comme des contre-indications relatives de la sclérothérapie. Certains patriciens préconisent l'arrêt de l'allaitement durant 2 à 3 jours s'il s'avère urgent et nécessaire de procéder à une sclérothérapie en cours d'allaitement.

Comme nous l'avons précisé à propos de la microsclérose, le respect des contre-indications est fondamental pour éviter l'apparition d'effets indésirables graves comme un trouble du rythme cardiaque ou la survenue d'une maladie thromboembolique veineuse. Parmi les contre-indications, outre le foramen ovale perméable, on peut citer : un antécédent de thrombose veineuse, d'embolie pulmonaire ou d'accident vasculaire cérébral (AVC), une artériopathie des membres inférieurs, une infection aiguë, une maladie systémique non contrôlée (comme un diabète de type I, une hyperthyroïdie non équilibrée, une tuberculose, un asthme, un cancer, une affection respiratoire aiguë, ou encore une affection cutanée), un antécédent de chirurgie de moins de trois mois, un alitement prolongé quelle qu'en soit la cause, une hypersensibilité au produit sclérosant utilisé, et enfin un risque élevé de thrombose comme la notion d'une thrombophilie familiale ou de facteurs de risque multiples (contraception hormonale, traitement hormonal substitutif, obésité importante, tabac, immobilité prolongée...).

Il est donc important de bien choisir le praticien qui réalisera cet acte afin qu'il évalue que l'indication est parfaitement adaptée à votre état de santé.

Pour être complet, il faut parler de techniques récentes qui visent à combiner la sclérothérapie à des procédures endoveineuses. C'est le cas des méthodes MOCA (MecanO Chemical Ablation) et LAFOS (Laser Assisted FOam Sclerotherapy). La méthode MOCA est une abrasion mécanique sous anesthésie locale par un dispositif rotatif[1] qui précède l'injection d'un produit sclérosant. La méthode LAFOS est adaptée à des veines de gros calibres dont le diamètre est réduit par l'application d'un laser holmium (2 100 nanomètres de longueur d'onde) avant l'injection d'une mousse sclérosante.

Chirurgie ou techniques endoveineuses ?

La chirurgie des varices a elle aussi beaucoup évolué ces dernières années mais elle reste malgré tout supplantée par les techniques endoveineuses qui deviennent celles recommandées en première intention. Il reste évident que chaque cas est unique, et qu'il est difficile de faire des généralités sur les indications opératoires, mais la tendance actuelle est de privilégier des techniques moins invasives avec des anesthésies locales. Notons tout de même que les procédures ne sont pas

1. Deux dispositifs sont commercialisés en France : Clarivein® et Flebogril®.

réellement figées, et qu'il est de plus en plus fréquent de pratiquer des procédures mixtes, associant chirurgie et technique endoveineuse. On peut traiter un segment veineux par laser et prévoir un éveinage ou une phlébectomie d'un autre segment dans le même temps opératoire sur une même jambe.

Faisons un tour d'horizon des techniques chirurgicales. La plus courante est l'éveinage par invagination qui consiste à retirer toute une veine à l'aide d'un fil qui est introduit par une tige en acier légèrement recourbée à chaque extrémité. Cet éveinage est souvent associé à des phlébectomies, c'est-à-dire au retrait de segments veineux par des petits crochets qui ne nécessite qu'une mini-incision pouvant être refermée sans point de suture avec l'application de stéri-strip. Les cicatrices sont infimes, mais il y a souvent des risques de pigmentations résiduelles. On note aussi des risques de lésions de petits nerfs lors du retrait par les crochets qui peuvent occasionner des picotements ou des douleurs le plus souvent temporaires.

Les techniques endoveineuses, quant à elles, connaissent un véritable essor aujourd'hui. Contrairement à la chirurgie dont le principe est d'extraire la varice en faisant plusieurs incisions, les techniques endoveineuses ont un commun de laisser la varice en place en favorisant son obstruction par ablation thermique. Elles sont réalisées en ambulatoire au bloc opératoire, sous anesthésie locale. Elles permettent une reprise rapide du travail, quasiment sans immobilisation.

Parmi les méthodes obstructives, on compte l'administration de colles cyanoacrylates et les ultrasons focalisés de haute intensité. La technique à base de colle est appelée encollage[1], elle est utilisée depuis plusieurs années au niveau des varices digestives. Il s'agit donc d'une application de cette technique au niveau des varices des membres inférieurs. Cette intervention est réalisée sous anesthésie locale, avec mise en place d'un cathéter relié à un pistolet qui injecte la colle de façon continue ou segmentaire en fonction de protocoles, qui diffèrent d'un praticien à l'autre.

La seconde méthode obstructive est la technique à base d'ultrasons focalisés[2], déjà utilisée dans le traitement de certains cancers comme celui de la prostate ou dans l'ablation de nodules thyroïdiens, mais aussi dans le traitement de la cellulite en chirurgie esthétique. Cette technique utilise des ultrasons focalisés qui génèrent

1. Un essai randomisé publié en mars 2020 dans la revue *Journal of Vascular Surgery: Venous and Lymphatic Disorders* a montré une efficacité légèrement supérieure de la radiofréquence (91,4 % versus 85,2 %) dans le traitement des grandes veines saphènes. Le dispositif utilisé est le VenaSeal® qui est injecté de manière segmentaire, tous les trois centimètres, suivi d'une compression de 30 secondes, tout le long de la veine à traiter. À suivre.

2. L'appareil le plus souvent utilisé est le Sonovein® de Theraclion, dérivé de la procédure utilisée depuis plusieurs années dans l'ablation des nodules thyroïdiens. Un autre appareil est en cours de développement, il s'agit du Veinsound®. Les premiers résultats des études publiées en 2019 et 2020 confirment l'oblitération de la veine à 3 et 6 mois chez 82 % à 90 % des patients, mais le nombre de participants à l'étude reste faible (50 patients pour celle de 2019 et 22 pour celle de 2020). À suivre également, donc.

une énergie thermique aboutissant à la destruction de la veine malade. Les deux techniques obstructives que nous venons de décrire sont relativement récentes et ne bénéficient pas d'un recul aussi important que celles de radiofréquence ou de laser, qui restent les techniques endoveineuses les plus pratiquées aujourd'hui.

Commençons par évoquer la radiofréquence (RF), qui consiste à introduire, par une minuscule incision juste au-dessus du genou ou au niveau de la cheville, une sonde de type ClosureFast®, pourvue à son extrémité d'une électrode bipolaire qui chauffe par radiofréquence la veine jusqu'à 120 °C, entraînant ainsi son oblitération. Au préalable, on réalise une tumescence qui consiste à réaliser une infiltration d'un mélange de sérum physiologique avec un produit anesthésiant sur toute la zone où se situe la varice. Ce temps opératoire est fondamental, car il permettra d'éviter des brûlures ou des complications neurologiques. Ce type de technique impose que la varice soit suffisamment profonde, car lorsque la veine est très superficielle (à moins de 5 mm de la peau), il est préférable de la traiter par une chirurgie classique qui évitera la survenue de pigmentation et la présence d'un cordon induré durant plusieurs mois.

Le laser endoveineux (LEV) est une technique similaire, qui utilise cette fois une fibre laser en faisant une minuscule incision au niveau de la cheville ou sous le genou. La fibre introduite permet de délivrer un faisceau laser de 980 nanomètres de longueur d'onde (laser diode). Ce faisceau va se transformer en chaleur et oblitère le segment veineux malade. Ici également, on réalisera au préalable une anesthésie par tumescence afin de préserver les tissus avoisinant la veine à traiter.

Chronologie des différentes étapes avant une intervention sur les varices

La visite pré-anesthésique

Cette consultation a lieu au minimum quinze jours avant l'intervention. Le médecin expose la procédure d'anesthésie choisie. Elle dépendra de vos antécédents médicaux et chirurgicaux et du type de chirurgie prévue. L'anesthésie peut être générale, par péridurale ou encore purement locale par tumescence. En cas de chirurgie classique, l'anesthésie est générale ou par péridurale. En cas de technique laser ou radiofréquence, l'anesthésie est locale, souvent associée à une neuroleptanalgésie[1] qui vous permet d'être plus détendu(e). En cas de phlébectomies exclusives, l'anesthésie locale par tumescence est suffisante.

Le marquage préopératoire

Le marquage opératoire est réalisé par le médecin vasculaire traitant. Cette consultation est un moment très important car elle a pour objectif de repérer les

1. Il s'agit d'une méthode d'anesthésie associant un analgésique (médicament agissant contre la douleur) et un neuroleptique (médicament ayant une action sédative sur le système nerveux).

veines à opérer à l'aide d'une échographie Doppler associée à des procédés de transillumination ou d'illumination nouvelle génération (Acuvein, VeinViewer...) et de réaliser un marquage sur la jambe à opérer. Cette consultation a lieu le matin ou la veille de l'intervention. Grâce à ce marquage, le chirurgien réalisera des petites incisions et pourra retirer l'ensemble des varices disgracieuses sans oublier certaines branches.

Le jour de l'intervention

Vous êtes entré(e) en clinique ou à l'hôpital le matin même. Vous êtes à jeun. Vous devez vous doucher avec un liquide moussant désinfectant, en prenant bien soin de ne pas effacer le marquage sur la ou les jambes. Après l'intervention, vous êtes ramené(e) en chambre avec des bandes ou des bas de compression. Ils devront être portés pendant au moins trois semaines. Vous quitterez la clinique ou l'hôpital le jour même, en fin de journée.

Le postopératoire

Il est normal d'avoir des ecchymoses sur le trajet des veines opérées. Tous les hématomes disparaissent en général autour d'un mois. On conseille l'application de gels ou de crèmes anti-inflammatoires sur les zones douloureuses. Les bas de compression doivent être portés le matin au lever et gardés toute la journée. Ils ne sont retirés qu'au moment du coucher. Les fils sont en général résorbables en quinze jours environ. Vous pouvez prendre des douches mais pas de bain tant que les fils ne se sont pas tombés. Il faut bien sécher les cicatrices, notamment celles du pli de l'aine, après la douche. Une consultation de contrôle chez le chirurgien a lieu en général au dixième jour.

Certains chirurgiens conseillent la prise d'arnica, trois fois par jour pendant quinze jours, en postopératoire. Il peut être nécessaire de prévoir une injection d'héparine de bas poids moléculaire (HBPM) ou un anti-Xa injectable tous les jours pendant une semaine en postopératoire pour certains patients à risque. Cette injection sera réalisée par une infirmière à domicile. On recommande de ne pas faire de sport, ni d'aller à la piscine pendant un mois. Les voyages en avions ne sont pas recommandés pendant un mois, mais la marche ou la conduite en voiture sont autorisées. L'arrêt de travail est en général de cinq à quinze jours. Il varie en fonction de la technique opératoire utilisée. Un mois après l'intervention, le médecin vasculaire prend le relais. Il réalise une échographie Doppler de contrôle et prévoit le programme des traitements complémentaires. Cela peut être des injections sclérosantes ou du laser sur les veines et varicosités résiduelles. Certains chirurgiens ligaturent les petites collatérales des veines principales par des clips en titane qui seront visibles sur des clichés de radios. Ces clips sont définitifs et parfaitement tolérés ; ils n'empêchent pas la réalisation d'IRM.

Mon régime alimentaire

Il faut prévoir un apport adapté de protéines, soit l'équivalent de 15 % à 20 % de l'apport journalier. Elles sont en effet nécessaires à la fabrication du collagène qui renforce la paroi des veines. L'alimentation doit être riche en vitamines tonifiantes du système veineux (vitamine E) et en antioxydants (vitamine C et sélénium). La vitamine E est présente dans les huiles végétales, le blé germé, les laitues, les céréales. La vitamine C se retrouve quant à elle dans les agrumes, ou encore dans les tomates ou les épinards. Le pain complet ou les formes complètes de céréales constituent de bonnes sources de sélénium.

Quels sont les sports conseillés et ceux à éviter en cas de varices ?

Les sports conseillés sont l'aquagym et la natation. La nage dans l'eau fraîche assure la mobilisation des pompes musculaires et articulaires, mais aussi un massage des tissus ; elle a un effet vasoconstricteur qui réduit ainsi le calibre des veines dilatées.

Le vélo active également les pompes musculaires au niveau des mollets. On recommande d'ailleurs des séances de vélo aquatique pour améliorer le retour veineux. Elles consistent à pédaler pendant trente minutes dans un vélo immergé dans une piscine. On obtient un renforcement des muscles posturaux. La résistance de l'eau permet d'entraîner à la fois les muscles agonistes et antagonistes, et les courants générés par le pédalage réalisent un véritable drainage sur la peau et les tissus. Enfin, la température de l'eau du bassin accroît la dépense énergétique : quand on pédale 30 minutes dans un vélo en salle, on dépense environ 90 kcal, contre 150 kcal dans une eau à 28 °C. Après les 30 minutes de vélo aquatique, il est conseillé de faire vingt minutes de gym personnalisée face à un jet massant.

On recommande aussi le vélo elliptique, que l'on retrouve dans toutes les salles de sport. Il s'agit d'une machine disposant de deux grandes pédales rattachées à deux poignées arrivant à hauteur des épaules. Les pédales suivent le mouvement d'une ellipse, tandis que les poignées bougent d'avant en arrière, comme sur un rameur. L'intérêt pour les jambes, c'est la réalisation d'un travail musculaire sur les fessiers, les cuisses, les mollets, en douceur et sans à-coups brutaux ni traumatismes articulaires. Le vélo elliptique favorise également le maintien d'une bonne posture en renforçant les muscles dorsaux et abdominaux.

Les sports à éviter en cas de problèmes veineux sont ceux qui peuvent entraîner des à-coups violents, car ils traumatisent la colonne sanguine au niveau veineux. C'est le cas du tennis, du squash, du patin à roulettes, de l'équitation, de la course à pied, du footing, des sauts, du volley-ball, de l'escrime, de l'aérobic, et des techniques de musculation avec port de charges lourdes. Les arts martiaux, le rugby et le football sont également déconseillés, étant donné le haut risque traumatique de ces activités sportives.

Il faut tout de même préciser qu'il est préférable de pratiquer un sport régulièrement que de ne pas avoir d'activité sportive du tout. On conseillera alors le port de chaussettes de compression en cas de pratique d'une activité sportive non recommandée, avec l'utilisation de semelles antichoc ou absorbantes.

Il existe des chaussettes de récupération sportive qui ont un effet relaxant au niveau musculaire, que l'on peut porter pendant l'activité sportive ou à titre de récupération après un effort. Elles permettent justement de raccourcir le temps de récupération musculaire, alors que pendant l'effort sportif, elles améliorent les performances en optimisant la chasse veineuse du mollet.

Médicaments veinactifs

Ils sont recommandés en cas de symptômes douloureux ou devant l'apparition d'œdèmes. Il faut trouver, parmi les médicaments disponibles sur le marché, celui qui apporte le plus de soulagements à vos symptômes. On envisage alors des cures d'une durée d'un mois, deux ou trois fois par an. On peut également en prendre à la demande, c'est-à-dire de façon ponctuelle, à la manière d'un antalgique, dès que les jambes sont douloureuses, et envisager la cure quand les douleurs deviennent récurrentes plusieurs fois par semaine.

Prescriptions homéopathiques

En cas de varices douloureuses, le *Vipera redi* est une préparation homéopathique pouvant apporter un vrai soulagement en complément des traitements allopathiques. Elle est issue du venin de vipère aspic. On recommande une dilution en 5 CH, avec deux à trois prises par jour en cas de jambes lourdes ; pour les varices douloureuses avec réactions inflammatoires, on conseille une dilution à 9 CH au moins, en 4 prises par jour.

Huiles essentielles

En cas de varices, les huiles essentielles de ciste et de romarin sont généralement conseillées. Elles sont mélangées à de l'huile d'amande douce. Cette préparation permet d'effectuer un massage de la plante des pieds vers le haut de la jambe.

Compression élastique

La compression médicale est de rigueur en cas de varices. Elle est généralement proposée sous forme de collants, bas ou chaussettes de classe 2 ou 3, mais elle peut se faire par la pose de bandes[1]. Les dispositifs

1. Il existe plusieurs types de bandes dont la pose doit être réalisée par un professionnel entraîné. Elles sont en général privilégiées

de compression exercent une pression dégressive qui diminue progressivement du bas vers le haut. Ainsi, la pression maximale est située au niveau de la cheville, qui est le siège de l'hyperpression veineuse. La compression agit en réalisant une contre-pression qui améliore le retour veineux, et globalement l'ensemble de la circulation. L'épuration des toxines est mieux assurée par un drainage plus efficace des veines, ce qui se ressentira sur l'aspect de la peau.

Les soins en cures thermales

En France, il existe plusieurs stations thermales spécialisées[1] dans la prise en charge des troubles veineux. Les cures sont recommandées à tous les stades de l'insuffisance veineuse superficielle. Les techniques de soins combinées aux vertus curatives des eaux thermales améliorent le retour veineux et l'état de la microcirculation.

Parmi les techniques recommandées, on trouve la balnéation en eau profonde qui agit sur les œdèmes, la déambulation en piscine avec marche sous contre-pression

---

sur de courtes périodes chez des personnes âgées qui ont du mal à mettre des bas ou collants et qui présentent une complication, telle une thrombose ou un ulcère qui impose le port d'une compression.

1. Douze stations thermales françaises sont recommandées en phlébologie : Argelès-Gazost, Bagnoles-de-l'Orne, Barbotan-les-Thermes, Dax, Évaux-les-Bains, Jonzac, Léchère-les-Bains, Luxeuil-les-Bains, Luz-Saint-Sauveur, Rochefort-sur-Mer, Saint-Paul-lès-Dax, Saubusse-les-Bains.

externe qui agit sur la pompe musculaire du mollet ; les aérobains, les douches aquatiques et les massages sous l'eau assouplissent les tissus fibrosés dans les cas d'insuffisance veineuse évoluée.

Conclusion

Nous avons fait un tour d'horizon de la prise en charge des principales gênes ressenties au niveau des jambes. Les cinq programmes proposés s'inscrivent dans une approche globale du soin qui vise l'harmonie du corps et de l'esprit. Il s'agit d'un cheminement qui mène au bien-être, à la santé. Il s'organise autour d'une dynamique créative, idée que l'on retrouve dans la langue hébraïque, où le qualificatif pour désigner la santé, *bari*, vient de la racine *bara*, qui signifie création. Mais ce cheminement s'expose à une limite, celle de la matérialité du corps, qui peut subir certaines altérations qu'il faut savoir appréhender pour de nouveau trouver la voie vers l'harmonie recherchée. Il faut donc prendre soin de son corps, être à son écoute et savoir évaluer les signes qui reflètent de son état de santé.

Certaines personnes sont plus vigilantes devant l'apparition de ces signes au niveau des jambes. Elles ont été sensibilisées par leurs parents qui les ont encouragés à prendre soin de leurs jambes pour éviter que leur progéniture ne soit affectée des mêmes problèmes qu'eux. De manière générale, plus une pathologie est dépistée précocement, et plus les chances de retour à cette dynamique de santé seront importantes.

C'est le cas de l'insuffisance veineuse superficielle qui lorsqu'elle est traitée suffisamment tôt, voit les risques de complications se réduire. Or, il est encore beaucoup trop fréquent d'entendre des patients ou patientes dire qu'ils ou elles ne savaient pas que l'on pouvait entreprendre quelque chose sur leurs veines ou sur l'aspect de leurs jambes. Une forme de fatalisme difficile à expliquer, d'autant que l'on peut constater, à la lecture de cet ouvrage, qu'il existe une gamme très large de soins préventifs et curatifs. Les techniques sont devenues moins invasives, moins traumatisantes. Elles sont réalisées en ambulatoire ou au cabinet du médecin, avec des résultats convaincants tant sur le plan des ressentis que sur l'aspect esthétique.

Il ne vous reste donc plus qu'à prendre soin de vous et de vos jambes…

Pour aller plus loin...

Quand faut-il consulter un médecin vasculaire ?

Nous vous proposons de répondre au questionnaire ci-dessous pour évaluer l'état veineux de vos jambes. Les réponses permettront de dépister précocement une insuffisance veineuse superficielle. Ce terme médical correspond à l'ensemble des symptômes liés au mauvais retour veineux. Il s'agit d'une maladie chronique qui évolue tout au long de la vie avec des pics d'aggravation ponctuels, qui apparaîtront principalement chez la femme au cours des variations hormonales telles que la puberté, les grossesses, et enfin la ménopause. Les facteurs de risque de l'insuffisance veineuse sont bien identifiés. On évoque l'âge, le sexe féminin, l'hérédité, le mode de vie, l'activité professionnelle, le surpoids, l'alimentation, le tabagisme et les variations hormonales physiologiques ou provoquées par la prise d'un contraceptif ou d'un traitement hormonal substitutif (THS). L'analyse des réponses que vous apporterez au questionnaire ci-dessous vous aidera à définir votre état veineux pour apporter les solutions les plus adéquates à vos problèmes.

Additionnez les points de chaque réponse pour obtenir votre score total.

1. Quel est votre âge ?
- ☐ entre 15 et 30 ans (1)
- ☐ entre 30 et 50 ans (2)
- ☐ plus de 50 ans (3)

2. Avez-vous des antécédents familiaux de varices ?
- ☐ non (0)
- ☐ un parent (1)
- ☐ les deux parents (2)

3. Combien avez-vous mené de grossesses à terme ?
- ☐ aucune (0)
- ☐ 1 ou 2 grossesses (1)
- ☐ plus de 2 grossesses (2)

4. Prenez-vous la pilule ou un traitement hormonal substitutif de la ménopause ?
- ☐ non (0)
- ☐ oui (1)

5. Votre métier vous oblige-t-il à rester debout ou assis(e) d'une manière prolongée ?
- ☐ non (0)
- ☐ oui, 4 heures par jour (1)
- ☐ 8 heures par jour (2)

6. Faites-vous du sport (marche, natation, bicyclette, gymnastique…) ?
- ☐ non (2)
- ☐ occasionnellement (1)
- ☐ régulièrement (0)

7. Avez-vous les jambes lourdes ?
- ☐ non (0)
- ☐ oui, en fin de journée ou quand il fait chaud (1)
- ☐ en permanence (2)

8. Avez-vous les jambes qui enflent ?

- ☐ non (0)
- ☐ oui, en fin de journée ou quand il fait chaud (1)
- ☐ en permanence (2)

9. Des vaisseaux sont-ils visibles sur vos jambes ?

- ☐ non (0)
- ☐ de petites varicosités (1)
- ☐ des veines bleues dilatées (2)
- ☐ des varices (3)

10. Avez-vous une bonne hygiène de vie ?

- ☐ vous fumez moins de 10 cigarettes par jour (1)
- ☐ vous fumez 10 à 20 cigarettes par jour (2)
- ☐ vous avez un surpoids de 5 à 10 kg (1)
- ☐ vous avez un surpoids de plus de 10 kg (2)

On distingue 4 situations

Votre score est inférieur à 3 : Vous ne présentez aucun problème majeur. Pas de douleur, ni de signe de souffrance veineuse.

Votre score est compris entre 3 et 8 : Vous présentez un faible risque de fragilité veineuse. Nous vous conseillons de préserver votre capital par des mesures préventives.

Votre score est compris entre 9 et 15 : Vous présentez manifestement des signes de fragilité veineuse. Il est préférable de consulter afin d'évaluer l'état veineux de vos jambes. Le médecin consulté jugera alors de la prise en charge nécessaire et de l'intérêt d'un traitement pour éviter une aggravation de la situation.

Votre score est supérieur à 15 : Vous présentez très probablement une maladie veineuse superficielle.

Elle est due à un mauvais retour du sang vers le cœur. Elle est la conséquence d'une fragilité accrue des parois veineuses qui deviennent moins toniques. Cette situation doit vous encourager à consulter un médecin vasculaire. En France, une femme sur deux et un homme sur quatre présentent une insuffisance veineuse à des degrés divers. Au total, près de 17 millions de personnes en souffrent.

ÊTES-VOUS À RISQUE DE THROMBOSE VEINEUSE ?

Nous vous proposons de répondre aux dix questions suivantes pour évaluer votre risque de thrombose veineuse. Additionnez les points de chaque réponse pour obtenir votre score total.

1. Quel est votre sexe ?
- ☐ Homme (0)
- ☐ Femme (1)

2. Quel est votre âge ?
- ☐ Moins de 50 ans (1)
- ☐ Plus de 50 ans (2)

3. Avez-vous des antécédents familiaux de thrombose ?
- ☐ Non (0)
- ☐ Un parent (1)
- ☐ Les deux parents (2)
- ☐ Dans la fratrie (1)

4. Prenez-vous un traitement hormonal ?
- ☐ Non (0)
- ☐ Un contraceptif œstro-progestatif (1)
- ☐ Un THS (traitement hormonal substitutif) de la ménopause (1)

5. Avez-vous déjà fait une phlébite ?
- ☐ Non (0)
- ☐ Oui, un seul épisode, il y a plus de 5 ans (1)
- ☐ Oui, un seul épisode, il y a moins de 5 ans (2)
- ☐ Oui, plusieurs épisodes, dont le dernier remonte à moins de 5 ans (3)

6. Avez-vous eu une embolie pulmonaire ?
- ☐ Oui (3)
- ☐ Non (0)

7. Avez-vous une des maladies ou affections suivantes ?
- ☐ Varices (1)
- ☐ Cancer (2)
- ☐ Troubles de la coagulation (déficit en Protéine S, en Protéine C, mutation facteur de la coagulation II ou V) (3)
- ☐ Aucune (0)

8. Êtes-vous dans le contexte suivant ?
- ☐ Vous êtes enceinte (1)
- ☐ Vous êtes alité(e) pour cause de maladie (1)
- ☐ Vous avez une jambe immobilisée par plâtre ou attelle (1)
- ☐ Vous avez un de vos membres inférieurs paralysé (hémiplégie ou paraplégie) (2)

9. Prenez-vous souvent l'avion ?
- ☐ Jamais ou une fois par an (0)
- ☐ Une fois par mois (1)
- ☐ Une fois par semaine (2)
- ☐ Deux fois par semaine (3)

10. Quel est votre mode de vie ?
- ☐ Vous fumez (1)
- ☐ Vous avez une activité physique régulière (0)
- ☐ Vous avez une surcharge pondérale de plus de 15 kg (1)

Analyse des résultats

Votre score est inférieur à 5 : Pas de risque de thrombose

Entre 5 et 10 : Risque léger

Entre 10 et 15 : Risque modéré

Supérieur à 15 : Risque important de thrombose

QUESTIONNAIRE EN VUE DU DIAGNOSTIC DU SYNDROME DES JAMBES SANS REPOS (SJSR) ET ÉCHELLE D'ÉVALUATION

Si vous répondez par oui à deux de ces quatre affirmations, vous souffrez sûrement d'un syndrome des jambes sans repos.

□ Besoin irrépressible de bouger les membres, associé à ou provoqué par des sensations « désagréables » au niveau des membres inférieurs.

□ Impatiences motrices ou sensations désagréables uniquement présentes ou aggravées par le repos, particulièrement dans la position allongée ou assise.

□ Symptômes améliorés partiellement ou complètement et temporairement par le mouvement.

□ Apparition ou aggravation des symptômes le soir ou la nuit.

Répondez aux dix questions suivantes en additionnant les points de chaque réponse pour obtenir votre score total.

1. De manière générale, comment évaluez-vous les sensations désagréables dans vos jambes dues au syndrome des jambes sans repos ?

□ Très importantes (4)
□ Importantes (3)
□ Modérées (2)
□ Légères (1)
□ Inexistantes (0)

2. De manière générale, comment évaluez-vous votre besoin de bouger à cause des symptômes du syndrome des jambes sans repos ?

- ☐ Très important (4)
- ☐ Important (3)
- ☐ Modéré (2)
- ☐ Léger (1)
- ☐ Inexistant (0)

3. De manière générale, les sensations désagréables dans vos jambes dues au syndrome des jambes sans repos ont-elles été soulagées par le fait de bouger ?

- ☐ Aucun soulagement (4)
- ☐ Léger soulagement (3)
- ☐ Soulagement modéré (2)
- ☐ Soulagement complet ou presque complet (1)
- ☐ Aucun symptôme décrit (0)

4. Quelle a été l'importance des troubles du sommeil dus aux symptômes du syndrome des jambes sans repos ?

- ☐ Très importants (4)
- ☐ Importants (3)
- ☐ Modérés (2)
- ☐ Légers (1)
- ☐ Inexistants (0)

5. Quelle a été l'importance de la fatigue ou de la somnolence ressenties pendant la journée à cause des symptômes du syndrome des jambes sans repos ?

- ☐ Très importante (4)
- ☐ Importante (3)
- ☐ Modérée (2)
- ☐ Légère (1)
- ☐ Inexistante (0)

6. Dans l'ensemble, comment évaluez-vous votre syndrome des jambes sans repos ?

- ☐ Très important (4)
- ☐ Important (3)
- ☐ Modéré (2)
- ☐ Léger (1)
- ☐ Inexistant (0)

7. Avec quelle fréquence avez-vous eu des symptômes du syndrome des jambes sans repos ?

- ☐ Très souvent (tous les jours) (4)
- ☐ Souvent (un jour sur deux) (3)
- ☐ Parfois (deux fois par semaine) (2)
- ☐ De temps en temps (une fois par semaine) (1)
- ☐ Jamais (0)

8. Lorsque vous avez eu des symptômes du syndrome des jambes sans repos, quelle a été, en moyenne, leur durée ?

- ☐ Très longue (plus de 8 heures sur une journée) (4)
- ☐ Longue (3 à 8 heures sur une journée) (3)
- ☐ Modérée (1 à 3 heures sur une journée) (2)
- ☐ Courte (moins d'une heure sur une journée) (1)
- ☐ Inexistante (0)

9. D'une manière générale, quel a été l'impact des symptômes du syndrome des jambes sans repos sur votre capacité à accomplir vos activités quotidiennes (à la maison, en famille, au niveau social ou professionnel) ?

- ☐ Très important (4)
- ☐ Important (3)
- ☐ Modéré (2)
- ☐ Léger (1)
- ☐ Inexistant (0)

10. Quelle a été l'importance de vos troubles de l'humeur (anxiété, irritabilité...) dus aux symptômes du syndrome des jambes sans repos ?

- ☐ Très importants (4)
- ☐ Importants (3)
- ☐ Modérés (2)
- ☐ Légers (1)
- ☐ Inexistants (0)

Appréciation de la sévérité du syndrome des jambes sans repos

0 point : Aucune
1 à 10 points : Légère
11 à 20 points : Moyenne
21 à 30 points : Sévère
31 à 40 points : Très sévère

Bibliographie

BENIGNI J.-P., GOBIN J.-P., *Sclérothérapie et maladie veineuse chronique superficielle*, Paris, Éd. ESKA, 2007.

BLANCHEMAISON P., ELIA D. (collectif), *La cellulite*, Toulouse, Privat, 2004.

CONSTANS J. (coord.), *Traité de médecine vasculaire, t. 1, Principes de base, maladies artérielles*, Paris, Elsevier Masson, 2010.

CONSTANS J. (coord.), *Traité de médecine vasculaire, t. 2, Maladies veineuses, lymphatiques et microcirculatoires, thérapeutique*, Paris, Elsevier Masson, 2011.

CONSTANS J. (coord.), *Les explorations vasculaires*, Paris, Elsevier Masson, 2014.

Dahan S., MICHAUD T., *Les lasers en dermatologie*, Paris, Doin, 2003.

DEVULDER B., *Médecine vasculaire*, Paris, Masson, 1998.

LACROIX P. (coord.), *La maladie thrombo-embolique veineuse*, Paris, Elsevier Masson, 2015.

LEMASLE Ph., CORNU-THÉNARD A., LEFEBRE-VILARDEBO M.., *Varices, thromboses, œdèmes*, Paris, Doin, 1996.

GARDON-MOLLARD C., RAMELET A.-A., PERRENOUD D., *La compression médicale*, Paris, Masson, 2006.

GOLDMAN M. P., BERGAN J. J., GUEX J., *Treatment of varicose and telangiectatic leg veins*, Amsterdam, Mosby Elsevier, 4th edition, 2007.

GOLDMAN M. P., HEXSEL D., *Cellulite, Pathophysiology and treatment*, Londres, Informa Healthcare, 2010.

GOLDMAN M. P., WEISS R. A., *Sclerotherapy, Treatment of varicoseand telangiectatic leg veins*, Amsterdam, Elsevier, 6th edition, 2017.

RAMELET A.-A., KERN P., PERRIN M., *Les varices et les télangiectasies*, Paris, Masson, 2003.

RAMELET A.-A., PERRIN M., KERN P., BOUNAMEAUX H., *Abrégé de Phlébologie*, Paris, Masson, 6e éd., 2007.

SOCIÉTÉ FRANÇAISE DE MÉDECINE VASCULAIRE, *La maladie veineuse chronique*, Paris, Elsevier Masson, 2015.

TOLEDANO A., HAMONET C., *Guide pratique des prescriptions de rééducation*, Paris, Éd. Vernazobres-Grégo, 1995.

TOLEDANO A., *La maladie veineuse*, Paris, Éd. Estem, 1999.

TOLEDANO A., *Artériopathie des membres inférieurs*, Paris, Éd. Estem, 2001.

TOLEDANO A., *Guide santé-beauté de vos jambes*, Paris, Éd. du Dauphin, 2007.

TOLEDANO A., *Jambes légères, 4 programmes pour améliorer la circulation de vos jambes*, Paris, Éd. Marabout, 2008.

TOLEDANO A., *Le régime de vos artères*, Paris, Éd. Marabout, 2009.

TOLEDANO A., *Histoire de la phlébologie*, Paris, Éd. VG, 2011.

TOLEDANO A. (collectif), *Les lasers vasculaires*, Paris, Éd. VG, 2011.

TOLEDANO A., *Guide pratique de la thrombose veineuse des membres inférieurs*, Paris, Éd. VG, 2012.

TOLEDANO A., *Protégez son système cardio-vasculaire*, Paris, Éd. Marabout Poche, 2013.

TOLEDANO A., *4 programmes pour des jambes légères*, Paris, Éd. Marabout Poche, 2014.

TOLEDANO A., *30 jours pour avoir de belles jambes*, Paris, Éd. In Press, 2017.

TOLEDANO A., *Mon régime anti-rétention d'eau*, Paris, Éd. In Press, 2018.

TOLEDANO A., *Guide pratique de la maladie veineuse thrombo-embolique*, Paris, Éd. Med-Line, 2019.

Table des matières

J'ai les jambes gonflées
Programme anti-gonflement

J'ai de la cellulite
Programme anti-capitons

J'ai des varicosités
Programme anti-varicosites

J'ai des varices
Programme anti-varices